人体解剖学教学理论与改革研究

王先丽　著

吉林科学技术出版社

图书在版编目（CIP）数据

人体解剖学教学理论与改革研究/王先丽著
长春：吉林科学技术出版社，2024.6. -- ISBN 978-7
-5744-1557-7
Ⅰ．R322
中国国家版本馆 CIP 数据核字第 20247268PV 号

人体解剖学教学理论与改革研究
RENTI JIEPOUXUE JIAOXUE LILUN YU GAIGE YANJIU

著　　者　王先丽
出 版 人　宛　霞
责任编辑　李　征
封面设计　万典文化
制　　版　万典文化
幅面尺寸　185mm×260mm　1/16
字　　数　120 千字
印　　张　7.75
印　　数　1~1 000 册
版　　次　2025 年 3 月第 1 版
印　　次　2025 年 3 月第 1 次印刷

出　　版　吉林科学技术出版社
发　　行　吉林科学技术出版社
地　　址　长春市净月区福祉大路 5788 号
邮　　编　130118
编辑部电话　0431-81629514
印　　刷　长春市华远印务有限公司

书　　号　ISBN 978-7-5744-1557-7
定　　价　72.00 元

PREFACE 前 言

在新时代背景下，人体解剖学教学理论与改革研究面临着新的挑战和机遇。随着科技的发展和教育理念的更新，人体解剖学教学需要不断创新和改革，以适应时代发展的需求。传统的人体解剖学教学主要侧重于解剖学的基础知识和实践技能的传授，而在新时代，人体解剖学教学更加注重与其他学科的交叉融合，如生物医学工程、医学影像学等，通过跨学科的整合，提高学生的综合素养和解决实际问题的能力。传统的人体解剖学教学主要采用讲授、实验、实习等传统教学方法，而在新时代，可以借助现代技术手段，如虚拟现实技术、数字化教学平台等，提供更加生动、直观的教学内容，激发学生的学习兴趣和参与度。希望未来在人体解剖学教学中，能够更加注重跨学科整合、教学方法创新和教学内容实践性，为培养更多优秀的医学人才作出贡献。

本书将深入探讨新视野下的人体解剖学教学理论与改革研究。人体解剖学作为医学、生物学等领域的基础学科，承担着培养医学生、生物学学生等专业人才的重要使命。然而，随着医学技术和教育理念的不断更新，传统的人体解剖学教学模式也面临着挑战与改革的迫切需求。本书将从理论与实践相结合的角度，探讨人体解剖学教学的新理念、新方法以及面临的新挑战。每一章节都将聚焦于人体解剖学教学的特定领域，提供理论探讨、案例分析、实践经验等多方面的资料，旨在为人体解剖学教学者提供创新思路和实践指导。我们将从课程设置、教学模式、评价体系等方面展开研究，希望通过本书的呈现，为人体解剖学教学的改革与发展提供有益的参考和借鉴。无论是对于从事人体解剖学教学的教师，还是对于从事相关研究的学者，本书都可作为一个全面、系统的参考指南，促进人体解剖学教学水平的提升与创新。

作者在写作本书的过程中，借鉴了许多前辈的研究成果，在此表示衷心的感谢。由于本书需要探究的层面比较深，作者对一些相关问题的研究不透彻，加之写作时间仓促，书中难免存在一定的不妥和疏漏之处，恳请前辈、同行以及广大读者斧正。

CONTENTS 目　录

第一章 新视野下的人体解剖学教学的现状与挑战

第一节 人体解剖学教学的发展历程

一、古代阶段

在古代阶段，人体解剖学的发展经历了缓慢但重要的进程。古埃及和古希腊时期的医学和解剖学知识主要基于对动物解剖的观察和推理，由于宗教信仰和文化传统的限制，直接对人体进行解剖的实践非常罕见。在古埃及，尽管法老的木乃伊制作过程涉及对尸体的一定程度的解剖，但这主要是出于宗教仪式的需要，而非科学研究的目的。古埃及医生对人体的一些内部器官有所了解，但他们的知识大多来自对动物解剖的观察以及对人体伤口和疾病的治疗经验。这些早期的解剖学知识被记录在象形文字中，但受限于当时的技术和观念，这些知识在很大程度上是片面和不完整的。

古希腊时期，医学和科学开始取得更显著的进展。希波克拉底被誉为"医学之父"，他强调疾病的自然原因，推动了医学实践向更理性和系统的方向发展。尽管希波克拉底本人并未直接从事人体解剖学研究，但他的思想为后来的解剖学研究奠定了基础。在希波克拉底之后，最著名的古希腊医生是盖伦，他的工作对后世的医学和解剖学产生了深远影响。盖伦对动物进行了大量解剖实验，并试图将这些观察结果应用于人体解剖学。他对人体器官的功能和结构有了更深入的理解，尤其是在血液循环和神经系统方面。盖伦的著作在中世纪被广泛研究，并成为后来欧洲医学教育的重要组成部分。

尽管古希腊和古埃及时期的医生们对人体解剖学有了一定的了解，但宗教和文化的限制阻碍了人体解剖学的进一步发展。在许多文化中，尸体被认为是神圣的，不应被破坏，因此直接对人体进行解剖的实践受到了严格的限制。这种观念导致了对人体解剖学知识的缺乏，限制了医学的发展。

二、文艺复兴阶段

文艺复兴时期，伴随着人文主义的兴起和科学方法的发展，人体解剖学教学经历了一场革命性的变革。这一时期，人们对人体的好奇和研究达到了前所未有的高度，解剖学成为医学和艺术领域的重要分支。安德烈亚斯·维萨留斯的《人体构造》无疑是这一时期最具影响力的作品，它不仅改变了人们对人体的认识，也为现代解剖学的发展奠定了坚实的基础。在文艺复兴之前，人体解剖学的知识主要依赖于古代文献，尤其是盖伦的著作。然而，盖伦的很多观点都是基于动物解剖的结果，而非人体解剖。随着文艺复兴时期解剖学家对人体的直接观察和研究，他们开始发现盖伦在人体解剖学方面的许多错误。这促使他们寻求更准确的人体结构知识，从而推动了解剖学的发展。

维萨留斯是这一时期最杰出的解剖学家之一。他的《人体构造》是第一部系统地描述人体解剖结构的著作，它基于维萨留斯亲自进行的大量解剖实验。书中的解剖图非常精确和详细，为后来的医学研究和教学提供了宝贵的视觉资料。维萨留斯的工作标志着人体解剖学从依赖传统文献转向基于实证观察的科学研究。维萨留斯的成就并非个例。文艺复兴时期，许多其他领域的学者和艺术家也对人体解剖学做出了重要贡献。例如，列奥纳多·达·芬奇不仅是一位伟大的艺术家，也是一位杰出的解剖学家。他的解剖学笔记和图画展示了对人体结构和功能深入的理解，尤其是在肌肉结构和人体比例方面。达·芬奇的工作强调了艺术和科学之间的联系，对后来的解剖学和艺术创作产生了深远影响。

文艺复兴时期的解剖学研究不仅推动了医学的发展，也对哲学和人文学科产生了影响。人体解剖的研究促使人们重新思考人与自然的关系以及人的身体和灵魂的关系。这一时期对人体的深入研究和展示，反映了文艺复兴时期对人的尊重和对知识的追求。文艺复兴时期是人体解剖学教学发展的黄金时期。安德烈亚斯·维萨留斯的《人体构造》以及其他学者和艺术家的贡献，标志着现代解剖学的诞生。这一时期的成就不仅深刻影响了医学和科学，也是人类文化和知识发展史上的重要篇章。

三、近现代阶段

进入18世纪至19世纪的近现代阶段，人体解剖学教学经历了重要的变革和发展。这一时期，随着科学方法的普及和医学知识的积累，解剖学成为了医学教育的核心组成部分。解剖学实验室的建立和解剖标本的制作技术的进步，使得解剖学教学更加系统化和标准化。在这一时期，解剖学实验室成为医学院的重要设施。学生们有机会在实验室里直接观察和操作人体解剖标本，这种实践经验对于他们理解人体结构和功能至关重要。解剖学教师开始编写更加详尽的解剖学教材，结合图解和实物标本，帮助学生更好地掌握解剖学知识。此外，解剖标本的制作和保存技术也得到了显著的改进。防腐剂的使用和解剖技术的进步，使得解剖标本可以长期保存，供学生和研究者反复研究。这些标本成为了宝贵的教学资源，极大地丰富了解剖学教学的内容。

在近现代阶段，显微解剖学的兴起也对解剖学教学产生了重要影响。随着显微镜技术的发展，人们开始能够观察到细胞和组织的微观结构。这一发现不仅拓展了解剖学的研究范围，也为疾病的研究提供了新的视角。显微解剖学的发展使得解剖学教学不再局限于宏观结构，而是涵盖了从宏观到微观的全方位知识。在这一时期，解剖学的研究和教学逐渐与其他医学领域，如生理学和病理学，形成了紧密的联系。这种跨学科的融合使得解剖学教学更加全面，更能满足医学教育和研究的需求。

四、现代阶段

在现代阶段，从20世纪至今，人体解剖学教学经历了前所未有的变革。随着科技的飞速发展，特别是计算机技术和数字成像技术的进步，解剖学教学方法和工具发生了根本性的变化。虚拟解剖学的兴起代表了这一时期最显著的进步之一，它为解剖学教学带来了新的维度。虚拟解剖学利用计算机模拟技术和三维成像技术，创建了精确的人体解剖模型。学生可以通过计算机或虚拟现实设备，进行互动式的解剖学习，不受时间和空间的限制。这种教学方法不仅减少了对真实解剖标本的需求，也使得解剖学学习更加安全、方便和高效。虚拟解剖学的应用极大地丰富了教学内容，使学生能够从多个角度和层次深入理解人体结构。

现代阶段的解剖学教学也越来越注重知识的细化和专业化。随着医学科学的发展，对解剖学知识的需求变得更加精细和具体。解剖学教学不再局限于基础结构的学习，而是深入到器官、组织乃至细胞和分子水平。这种细化的教学内容要求学生具备更强的学习能力和更深的理解力。同时，多学科交叉的教学方法在现代阶段得到了广泛应用。解剖学教学不再是孤立的学科，而是与生理学、病理学、影像学等其他医学领域紧密结合。这种跨学科的融合使得解剖学教学更加全面和实用，更能满足临床医学的需求。在现代阶段，随着国际交流和合作的加强，解剖学教学也逐渐国际化。许多国际性的解剖学会议和研讨会为教师和学生提供了交流最新研究成果和教学经验的平台。此外，国际合作项目和学生交换项目也促进了不同文化背景下解剖学教学方法的相互借鉴和融合。

现代阶段的人体解剖学教学在技术、内容和方法上都发生了深刻变革。虚拟解剖学的兴起、知识的细化和专业化、多学科交叉的教学方法以及国际化的发展趋势，都标志着解剖学教学进入了一个新的发展阶段。这些变化不仅提高了解剖学教学的效率和质量，也为未来解剖学的发展打开了新的视野。

在不同的历史时期，人体解剖学教学的发展反映了科学技术、文化观念和医学教育需求的变化。今天，随着医学和生物技术的快速发展，人体解剖学教学仍在不断进步，以适应新的教育和研究需求。

第二节　传统人体解剖学教学模式的评估

一、传统人体解剖学教学内容

在传统人体解剖学教学中，教学内容的全面性是至关重要的。这种教学模式强调对人体结构的详细描述，包括各个器官、系统的形态学特征、相互关系以及解剖位置等。这种详尽的内容覆盖确保了学生能够获得对人体解剖学的深入理解，这对于他们未来从事医学和相关领域的职业是非常必要的。学生通过学习这些内容，能够建立起对人体结构的清晰认识，为进一步的医学学习和临床实践打下坚实的基础。然而，仅仅关注人体结构的描述并不足以满足当前医学教育的需求。随着医学领域的不断发展，学生需要具备更加全面的知识和技能。因此，在评估传统人体解剖学教学内容时，还应考虑其是否能够与其他医学领域的知识相结合，如生理学、病理学和临床医学等。这种跨学科的融合能够帮助学生更好地理解人体解剖学在医学实践中的应用，提高他们解决实际问题的能力。

传统人体解剖学教学往往缺乏对学生批判性思维和创新能力的培养。在评估教学内容时，应考虑是否引入了案例分析、问题解决等教学方法，以促进学生主动学习和深入思考。这种教学模式的转变能够激发学生的学习兴趣，培养他们面对复杂医学问题时的分析和判断能力。随着科技的进步，数字化和虚拟现实技术在医学教育中的应用越来越广泛。在评估传统人体解剖学教学内容时，应考虑其是否融合了这些现代教学技术。利用数字化资源和虚拟现实技术，可以为学生提供更加生动、直观的学习体验，有助于提高他们对复杂解剖结构的理解。

考虑到医学领域的国际化趋势，传统人体解剖学教学内容还应包括对国际标准和术语的介绍。这不仅有助于学生将来在国际舞台上的交流与合作，也有助于他们跟上全球医学发展的步伐。传统人体解剖学教学内容的评估应当从多个角度进行，不仅要考虑其是否全面、详尽，还要考虑其是否能够满足学生的学习需求和未来职业需求，是否融合了跨学科知识、现代教学技术以及国际化元素。通过对这些方面的综合评估，可以更好地优化教学内容、提高教学质量，为学生的未来发展奠定坚实的基础。

二、传统人体解剖学教学方法

传统人体解剖学教学方法以面授课程和实验室解剖练习为主，这种结合理论与实践的教学方式长期以来被认为是医学教育中的金标准。通过直接观察和操作真实的人体标本，学生可以更加深刻地理解人体结构的复杂性和精细性，这对于培养他们的解剖学知识和临床技能是非常重要的。实践操作不仅能够加深学生对理论知识的理解，还能够培养他们的动手能力和观察力，这些都是未来医学工作中不可或缺的技能。然而，传统教学方法也面临着一些挑战和限制。解剖实验室的资源通常是有限的，包括解剖标本的数量和质量以及实验室的空间和设施。这些限制可能会影响学生的学习体验和教学效果。传统的面授课程往往采用以教师为中心的教学模式，可能不足以激发学生的学习兴趣和主动参与。学生可能会在被动接受知识的过程中感到乏味，从而影响他们的学习动机和效果。

传统教学方法在评估学生的学习成果时，往往侧重于记忆和重现知识，而不够注重学生的理解和应用能力。这可能导致学生对解剖学知识的理解停留在表面，缺乏深入的思考和分析。在医学实践中，仅凭记忆的知识往往难以应对复杂的临床情况，因此培养学生的临床思维和问题解决能力显得尤为重要。为了提高传统人体解剖学教学方法的有效性，一些改革和创新措施正在被逐渐引入。例如，采用小组讨论、翻转课堂等教学模式，可以促进学生主动学习和深入思考。通过案例分析和临床情景模拟，学生可以更好地将解剖学知识应用于实际医学问题的解决中。此外，利用数字化教学资源和虚拟现实技术，可以弥补实体解剖标本的不足，为学生提供更加丰富和灵活的学习方式。

传统人体解剖学教学方法在培养学生的基础知识和技能方面发挥了重要作用，但也存在一些局限性。为了提高教学效果，激发学生的学习兴趣，促进他们对知识的深入理解和掌握，有必要对传统教学方法进行适当的改革和创新。通过结合现代教学理念和技术手段，可以更好地满足医学教育的需求，培养出具有临床思维和综合解决问题能力的医学人才。

三、传统人体解剖学教学资源

在传统人体解剖学教学中，物理资源如解剖实验室、解剖标本和模型扮演着至关重要的角色。这些资源为学生提供了直观、实际的学习材料，使他们能够亲身体验和探索人体的结构和功能。解剖实验室的设施和环境对于进行解剖练习和实验是非常重要的，而高质量的解剖标本和模型则可以帮助学生更准确地理解人体解剖的细节。然而，传统教学资源的获取和维护是一个复杂且成本高昂的过程。解剖标本的制备和保存需要专业知识和技术，且需要遵循严格的伦理和法律规定。此外，随着时间的推移，解剖标本可能会退化，影响其教学效果。因此，定期更新和维护教学资源是确保教学质量的关键。

除了物理资源外，教学资源还包括教材、教学大纲和课程设计等。传统人体解剖学教材通常以图文并茂的方式呈现解剖学知识，但这些教材需要定期更新以反映最新的医学研究和教学理念。教学大纲和课程设计应该充分考虑学生的学习需求和未来的职业发展，以确保教学内容的相关性和实用性。在评估传统人体解剖学教学资源时，还需要考虑资源的可获取性和可持续性。在一些地区，由于经济或伦理原因，获取高质量解剖标本可能非常困难。这种情况下，可能需要寻找替代方案，如使用塑化标本、

3D 打印模型或虚拟解剖软件。这些替代资源可以提供更多的灵活性和可持续性，但也需要评估其在教学中的有效性和可行性。

随着教学技术的发展，数字化资源和在线学习平台正在成为传统人体解剖学教学的重要补充。这些资源可以提供更加丰富和互动性强的学习体验，使学生能够在任何时间和地点访问解剖学材料。然而，这也对教师和学生在技术使用方面提出了新要求，并且依赖于网络基础设施。传统人体解剖学教学资源的评估需要考虑资源的充足性、更新的及时性、可持续性以及支持高质量教学活动的能力。随着医学教育的发展和技术的进步，不断优化和更新教学资源以适应不断变化的教学需求和学生的学习方式，变得尤为重要。通过有效利用传统和现代教学资源，可以为学生提供更加全面和深入的解剖学学习体验。

四、传统人体解剖学学生评估

在传统人体解剖学教学中，学生评估通常采用书面考试和实践操作考核的方式。这种评估方式的目的是检验学生对解剖学知识的掌握程度以及他们的实践操作能力。书面考试通常包括选择题、填空题和简答题等形式，主要考查学生对理论知识的记忆和理解。实践操作考核则是通过对学生在解剖实验室中的操作技能和操作过程的评价，来检验他们的实践能力和应用知识的能力。然而，传统的学生评估方式存在一些局限性。书面考试往往侧重于知识的记忆和重现，可能无法充分反映学生对解剖学知识的深入理解和综合应用能力。实践操作考核往往依赖于教师的主观判断，可能存在一定的不公正性。此外，传统的评估方式往往缺乏对学生批判性思维、创新能力和临床思维能力的考察，这些能力在医学实践中是非常重要的。

为了提高学生评估的公正性和全面性，一些改进措施可以被考虑。可以采用多元化的评估方式，除了书面考试和实践操作考核外，还可以引入案例分析、小组讨论、口头报告等形式。这些评估方式可以更全面地考查学生的知识理解应用能力和沟通能力。可以采用同行评审和自我评估的方式，让学生参与到评估过程中，提高评估的透明度和公正性。此外，可以定期对评估内容和标准进行更新和调整，以确保评估能够跟上教学内容和目标的变化，更好地促进学生的学习和发展。传统人体解剖学的学生评估方式需要不断地改进和创新，以提高评估的公正性、全面性和有效性。通过采用多元化的评估方式、提高评估的透明度和公正性以及定期更新评估内容和标准，可以更好地促进学生的学习和发展，培养他们成为具有临床思维和综合解决问题能力的医学人才。

五、传统人体解剖学教学效果

评估传统人体解剖学教学效果是一个多维度的过程，涉及学生的知识掌握程度、技能水平和解剖学思维能力等多个方面。教学效果评估不仅可以帮助教师了解教学方法的有效性，还可以为教学改进提供依据。学生的知识掌握程度通常通过书面考试和实践操作考核来评估，这些评估可以反映学生对解剖学理论知识和实践技能的掌握情况。技能水平的评估则更侧重于学生在实践操作中的表现，包括解剖技能、观察力和动手能力等。解剖学思维能力的评估则是一个更加复杂的过程，它涉及学生对解剖学知识的深入理解、分析和应用能力，这通常需要通过综合性的评估方式来进行。

为了全面评估传统人体解剖学教学效果，调查问卷和学习成绩分析是两种常用的方法。调查问卷可以收集学生对教学内容、教学方法和教学资源的满意度，以及他们对自己学习成果的自我评价。这些信息可以帮助教师了解学生的学习体验和需求，从而进行针对性的教学改进。学习成绩分析则可以提供更加客观的数据，帮助教师评估学生的学习成果和教学方法的有效性。通过对比不同教学方法或不同时间段的学习成绩，教师可以发现教学中的问题和改进的方向。

评估教学效果并非是一项简单的任务，它需要综合考虑多种因素，包括学生的个体差异、教学环境的变化和外部影响因素等。因此，在进行教学效果评估时，应采用多种方法和工具，从不同角度收集和分析数据，以获得更加全面和准确的评估结果。传统人体解剖学教学效果的评估是一个复杂但重要的过程。通过调查问卷、学习成绩分析等方法，教师可以了解学生的学习成果和教学方法的有效性，从而不断改进教学内容和方法，提高教学质量，培养出更加优秀的医学人才。

六、传统人体解剖学教学挑战

传统人体解剖学教学面临的挑战是多方面的，这些挑战不仅会影响教学质量，也会影响学生的学习体验和成果。解剖标本的获取难度是一个主要挑战，由于伦理、法律和资源的限制，高质量的人体标本往往难以获得，这直接影响了学生的学习效果。

实验室空间和资源的限制也是一个常见问题，尤其是在学生人数较多的情况下，实验室的拥挤不仅会影响学生的操作空间，也会影响教师的指导效率。此外，学生对解剖学的恐惧心理也是一个不容忽视的问题，这种恐惧心理可能来源于对死亡的恐惧、对解剖过程的不适应或对自己操作能力缺乏信心，这些都会影响学生的学习动机和效果。

针对这些挑战，有效的解决方案是必需的。对于解剖标本的获取难度，可以通过与医院、法医机构等合作，增加标本的来源渠道，同时也可以利用现代科技，如虚拟解剖和3D打印技术，来弥补实体标本的不足。对于实验室空间和资源的限制，可以通过优化实验室布局、增加实验室设备和改善管理方式来提高空间和资源的利用效率。此外，对于学生的恐惧心理，可以通过心理辅导、分步骤引导和小组合作等方式，帮助学生逐渐适应解剖学的学习，增强他们的自信心和克服恐惧的能力。传统人体解剖学教学面临的挑战需要通过多种方式解决。通过改进教学资源的获取、优化实验室的管理和支持学生的心理健康，可以有效提高教学效果，促进学生的学习和发展。这些努力不仅有利于克服当前的教学挑战，也为未来的教学改革和创新奠定了基础。

传统人体解剖学教学模式的评估应该是一个全面的过程，不仅要考虑教学内容和方法的适宜性，还要考虑教学资源的支持、学生评估的有效性以及教学效果的优劣。通过对这些方面的综合评估，可以更好地了解传统教学模式的优点和不足，从而为教学改革和优化提供参考依据。

第三节　现代教学技术在人体解剖学教学中的应用

一、虚拟解剖技术在人体解剖学教学中的应用

（一）增强学习体验

虚拟解剖技术通过提供三维视图和交互式操作，使学生能够更加直观地理解人体结构的空间关系。学生可以旋转、放大和切割虚拟模型，以探索不同的解剖层次和细节，从而获得更加深入和全面的理解。此外，虚拟解剖软件通常配有详细的注释和解释，能帮助学生在操作过程中学习和理解相关的解剖知识。

（二）提高教学效率

传统的人体解剖学教学需要大量的时间和资源来准备和维护解剖标本，而虚拟解剖技术可以节省这些资源，使教师能够更加专注于教学内容的设计和传授。虚拟解剖技术还可以支持大规模的教学，让更多的学生同时进行解剖练习，这在传统的解剖实验室中是难以实现的。

（三）促进自主学习

虚拟解剖技术支持随时随地学习，学生可以在个人电脑或移动设备上进行解剖练习，无须受到实验室时间和空间的限制。这种灵活性鼓励学生根据自己的学习节奏和需要进行自主学习，有助于培养他们的自学能力和终身学习的习惯。

（四）解决伦理和资源问题

真实的解剖标本通常来源于遗体捐赠，这涉及一系列的伦理和法律问题。虚拟解剖技术避免了这些问题，提供了一种更加人道和可持续的教学方式。此外，虚拟解剖技术还解决了解剖标本稀缺和昂贵的问题，使更多的教育机构和学生能够接受高质量的解剖学教学。

虚拟解剖技术在人体解剖学教学中的应用具有显著的优势，它不仅提高了教学效率和学习体验，还解决了传统解剖教学中的伦理和资源问题。随着技术的进一步发展，虚拟解剖技术有望在医学教育中发挥更加重要的作用。

二、三维打印技术在人体解剖学教学中的应用

（一）定制化解剖模型

三维打印技术允许教师根据教学需要定制化解剖模型，无论是特定疾病的解剖变化，还是罕见解剖变异的展示，都可以通过三维打印技术精确地制作出来。这种定制化使得教学内容更加贴合课程目标和学生需求，提高了教学的针对性和有效性。

（二）增强空间认识能力

三维打印的解剖模型提供了真实的三维形态和触觉反馈，能帮助学生更好地理解人体结构的空间关系。相比于二维图像和教科书插图，三维模型能够提供更加直观和生动的学习体验，可增强学生的空间认识能力。

（三）提高教学互动性

三维打印的解剖模型可以在课堂上进行展示和操作，促进师生互动和学生之间的讨论。学生可以亲手触摸和操作模型，进行解剖练习，这种互动性的学习方式有助于提高学生的学习兴趣和参与度。

（四）节约成本和资源

与传统的塑料或蜡制模型相比，三维打印模型通常成本更低，制作过程更快捷和环保。这使得教育机构可以较低的成本获得更多的教学资源，特别是对于资源有限的学校和医院来说，三维打印技术提供了一种经济有效的解决方案。

（五）支持远程教学和自主学习

三维打印模型可以邮寄给远程学习的学生，或者提供数字文件让学生自己打印，这为远程教学和自主学习提供了支持。学生可以在家中或在个人工作空间使用三维模型进行学习和练习，增加了学习的灵活性和便利性。

三维打印技术在人体解剖学教学中的应用具有多方面的优势，包括定制化解剖模型、增强空间认识能力、提高教学互动性、节约成本和资源以及支持远程教学和自主学习。随着三维打印技术的不断发展和普及，其在医学教育中的应用将越来越广泛。

三、增强现实和虚拟现实技术在人体解剖学教学中的应用

增强现实（AR）和虚拟现实（VR）技术在人体解剖学教学中的应用是一种创新的教学方法，可以极大地提升学生的学习效果和兴趣。

（一）沉浸式学习

AR 和 VR 技术为人体解剖学教学带来了前所未有的沉浸式学习体验。通过这些技术，学生可以获得仿佛置身于真实解剖实验室的感觉。虚拟人体模型的逼真程度让学生能够更深入地探索人体结构，从皮肤到内脏器官，再到神经系统和血管系统，每一部分都可以被仔细地研究和观察。沉浸式学习环境还可以提供多种视角和交互方式，学生可以自由选择观察的角度和深入研究的部位。例如，他们可以放大特定的器官以查看细节结构，或者旋转虚拟模型以查看不同角度的解剖结构。这种自主探索的学习方式有助于学生更好地理解人体解剖学知识。沉浸式的学习环境还可以通过模拟真实情境来增强学习效果。例如，模拟手术操作时，学生可以实际操作虚拟手术工具，观察操作的结果，并及时获得反馈。这种实践性学习方式可以帮助学生将理论知识应用到实际操作中，加深对解剖学知识的理解和记忆。

（二）互动性

AR 和 VR 技术在人体解剖学教学中的一大优势是其极高的互动性。学生不再是被动观察，而是可以积极参与到学习过程中。通过这些技术，学生可以自由选择观察解剖结构的角度和深度，可以放大或缩小特定部位以便更清楚地观察细节。这种自主性的学习方式激发了学生的学习兴趣，让他们可以更加投入到学习中。互动性还可以提供更加直观的学习体验。学生可以通过模拟手术操作来学习，这种实践性的学习方式可以帮助他们更好地理解和记忆解剖学知识。例如，学生可以通过模拟在虚拟人体上进行切割或缝合操作，观察操作的结果，并及时获得反馈。这种实践操作的学习方式可以让学生更加深入地理解解剖学知识，并提高他们的技能水平。互动性还可以促进学生之间的合作与交流。学生可以在虚拟环境中共同探讨解剖学知识，分享观察和体验，共同解决问题。这种合作学习的方式可以激发学生的学习热情，提高学习效果。

（三）实时反馈

AR 和 VR 技术在人体解剖学教学中的另一个重要优势是提供实时反馈。通过这些技术，学生可以在进行模拟操作或学习过程中即时获得反馈信息，帮助他们更好地理解解剖结构和关系。实时反馈可以帮助学生及时纠正错误。在模拟手术操作中，学生可以通过虚拟环境中的实时反馈看到他们的操作效果，如果操作不当，可以立即调整方法。这种即时的纠错能力可以帮助学生更加有效地学习和掌握解剖学知识。

通过观察操作的实时效果，学生可以更直观地了解不同结构之间的关系，加深对解剖学知识的理解。例如，学生可以通过观察血管系统的流动情况或者神经系统的传导路径，从而更好地理解其结构和功能。实时反馈还可以增强学习的互动性和趣味性。学生可以通过不断调整操作方法来观察效果，从中获得乐趣，并激发对解剖学的学习兴趣。

（四）个性化学习

AR 和 VR 技术在人体解剖学教学中的又一优势是个性化学习。这些技术可以根据学生的学习进度和需求进行个性化设置，提供针对性的教学内容和辅助学习工具，从而帮助学生更有效地学习人体解剖学知识。个性化学习可以根据学生的学习进度和水平提供不同难度和深度的学习内容。对于理解较快的学生，可以提供更深入和复杂的解剖学知识，帮助他们更好地挑战自我；而对于理解较慢的学生，则可以提供更简单和基础的知识，以便他们更好地掌握基础知识。

个性化学习还可以根据学生的学习偏好和兴趣提供相关的学习内容和学习工具。例如，对于对神经系统感兴趣的学生，可以提供更多关于神经系统的学习资源和实践机会，从而激发他们的学习兴趣，并帮助他们更深入地学习相关知识。个性化学习还可以根据学生的学习需求提供辅助学习工具。例如，对于视觉学习者，可以提供更多的图像和动画来帮助他们理解解剖结构；对于听觉学习者，可以提供更多的音频和讲解来帮助他们学习。这种个性化的学习方式可以帮助不同类型的学生更有效地学习人体解剖学知识。

（五）跨时空学习

AR 和 VR 技术的应用为人体解剖学的学习提供了全新的可能性，其中最显著的是跨时空学习的实现。传统上，学生需要在特定的时间和地点参加解剖实验室课程才能进行解剖学学习。然而，通过 AR 和 VR 技术，学生可以随时随地访问虚拟解剖实验室，无须受限于特定的时间和地点。这种跨时空学习的优势在于它极大地提高了学习的灵活性和便利性。学生不再需要受限于传统的教学时间表和地点，可以根据自己的时间安排和学习节奏进行学习。这种自主学习的方式可以激发学生的学习兴趣，提高学习的效果。

跨时空学习还可以带来更多样化的学习体验。学生可以根据自己的学习需求和兴趣选择不同的学习资源和学习方式。例如，他们可以通过 AR 技术在家中使用手机或平板电脑进行虚拟解剖实验室的学习，也可以在学校的 VR 实验室中进行更加沉浸式的学习体验。这种多样化的学习方式可以满足不同学生的学习需求，提高学习的个性化程度。此外，跨时空学习还可以促进学生之间的交流和合作。学生可以通过虚拟环境中的社交功能与其他学生分享学习经验和观点，共同探讨解剖学知识。这种合作学习的方式可以帮助学生更好地理解和掌握解剖学知识，并提高学习的效果。增强现实和虚拟现实技术在人体解剖学教学中具有极大的应用潜力，可以为学生提供更加直观、互动性强和个性化的学习体验，帮助他们更好地理解和掌握人体解剖学知识。

四、在线学习平台和资源在人体解剖学教学中的应用

（一）丰富多样的学习内容

在线学习平台和资源提供了丰富多样的学习内容，包括解剖结构的视频、图像、动画等。这些内容可以帮助学生更直观地理解解剖结构和关系，使学习更加生动有趣。此外，一些平台还提供了实时解剖实验室模拟和虚拟手术操作等高级功能，帮助学生进行实践性学习。

（二）支持自主学习

在线学习平台和资源支持学生进行自主学习。学生可以根据自己的学习进度和风格选择学习内容和学习方式，自由安排学习时间。这种自主学习的方式可以激发学生的学习兴趣，提高学习效果。

（三）互动性和反馈机制

在线学习平台和资源通常具有互动性和反馈机制。学生可以通过平台进行互动练习、模拟考试等活动，及时了解自己的学习情况并获得反馈。这种互动性和反馈机制可以帮助学生及时发现和纠正错误，加深对解剖学知识的理解。

在线学习平台和资源为人体解剖学教学提供了丰富多样的学习内容和学习方式，支持学生进行自主学习，并具有互动性和反馈机制，有助于提高学生的学习效果和兴趣。随着技术的不断发展，相信在线学习平台和资源在人体解剖学教学中的应用将会越来越广泛和深入。

五、数字化标本和图像库在人体解剖学教学中的应用

（一）高清晰度的解剖图像

数字化标本和图像库提供了高清晰度的解剖图像，可以清晰地展示人体解剖结构和器官。学生可以通过电子设备查看这些图像，并进行放大、缩小等操作，帮助他们更加深入地了解解剖学知识。

（二）替代传统解剖标本

在一些教学环境中，传统解剖标本可能会受到限制，如供应不足或保存不当等。数字化标本和图像库可以作为替代方案，为学生提供更多的学习资源。学生可以通过这些资源进行虚拟解剖实验，帮助他们更好地理解解剖结构和关系。

（三）便于存储和共享

数字化标本和图像库可以轻松地被存储和共享，不受时间和空间的限制。教师可以将这些资源上传到教学平台上，学生可以随时随地访问。这种便利的存储和共享方式有助于提高教学效率和学习便利性。

（四）可交互性

数字化标本和图像库通常具有交互性，学生可以通过操作进行互动。他们可以选择不同的角度观察解剖结构，放大特定部位以查看细节，并进行比较分析等操作。这种交互性可以激发学生的学习兴趣，提高学习效果。数字化标本和图像库为人体解剖学教学提供了重要的辅助工具。它们提供了高清晰度的解剖图像，可以替代传统解剖标本，便于存储和共享，并具有可交互性。这些优势使得数字化标本和图像库成为人体解剖学教学中不可或缺的重要资源。

现代教学技术在人体解剖学教学中的应用为学生提供了更加丰富、灵活和高效的学习方式。这些技术不仅能够提高教学效果，还能够激发学生的学习兴趣，促进他们对解剖学知识的深入理解和掌握。随着技术的不断进步，未来人体解剖学的教学和学习将变得更加高效和创新。

第四节　人体解剖学教学面临的挑战与问题分析

一、人体解剖学教学面临的挑战

（一）有限的解剖标本资源

在人体解剖学教学中，解剖标本是不可或缺的教学资源，它们可以帮助学生更直观地了解人体结构和器官。然而，人体解剖标本的获取和维护确实面临一系列挑战，尤其是在一些学校或地区，解剖标本资源非常有限。人体解剖标本的获取需要遵循严格的法律和伦理规定。人体标本的捐赠和使用必须经过捐赠者或家属的同意，并且要符合相关法律法规的规定。这种限制使得获取解剖标本变得更加困难和复杂。解剖标本需要进行专业的保存和处理，以保持其质量和可用性。这包括定期进行标本保养和修复工作，确保标本的保存时间和使用寿命。另外，解剖标本的数量和种类也是一个挑战。人体结构的复杂性意味着需要大量不同类型和部位的解剖标本来支持教学。然而，在一些学校或地区，由于资源有限或其他原因，可能无法提供足够数量和种类的解剖标本。

解决有限解剖标本资源的问题需要采取一系列措施。可以通过人体解剖标本的捐赠和共享来扩大解剖标本资源的来源。教育机构可以加强对公众的宣传和教育，鼓励更多人参与人体解剖标本的捐赠。可以建立人体解剖标本的共享网络，让不同教育机构之间共享解剖标本资源，提高资源的利用效率。虚拟解剖技术可以通过数字化手段模拟人体解剖标本，为学生提供更丰富和多样化的学习资源，减少对实际解剖标本的依赖。这种技术可以极大地扩展解剖学教学的范围和效果，为学生提供更好的学习体验。

（二）传统教学方法的局限性

传统的人体解剖学教学主要依赖于解剖实验室和标本展示，学生的学习体验受到时间、空间和标本数量等因素的限制。解剖实验室的开放时间通常有限，导致学生在实践操作上的机会有限，无法充分掌握人体结构的三维特点。解剖标本数量的不足也是传统教学方法的一个困扰。由于人体标本的获取和保存成本较高，学校往往只能提供有限数量的标本供学生学习，这导致学生无法全面地了解人体结构的多样性和变异性，从而不利于他们对解剖学知识的理解和掌握。传统教学方法还存在着对学生学习兴趣的挑战。长时间的实验室学习和对标本的刻板观察容易导致学生的学习疲劳和乏味感，影响了他们对解剖学学科主动学习的积极性。传统的人体解剖学教学方法在时间、空间、标本数量和学习兴趣等方面存在一定的局限性，需要引入现代化技术手段来完善和改进教学方式，提高教学效果。

（三）学生学习兴趣不高

学生学习兴趣不高，可能与教学方式和学科特性相关。人体解剖学作为一门需要大量记忆的学科，传统的教学方式常常以枯燥的解剖名称、器官结构和功能为主，缺乏趣味性和互动性，难以引起学生的兴趣。在传统的教学模式下，学生往往被动接受知识，缺乏主动探索和思考的机会，导致学习兴趣下降。此外，人体解剖学作为一门理论性较强的学科，学生需要花费大量时间记忆复杂的结构和名称，缺乏直观的感知和实践操作，也使得学习过程变得乏味。

针对学生学习兴趣不高的问题，可以采取一些措施来提高教学效果。可以通过丰富多样的教学方法，如动画、模型展示、虚拟实验等，增加学习内容的趣味性和可视化，激发学生的学习兴趣。可以引入案例教学，结合真实的病例和临床实践，使抽象的解剖知识具体化，激发学生的学习动机和增强学生的实践能力。此外，可以采用互动式教学，引导学生主动参与讨论和探究，培养其独立思考和解决问题能力，提高学习的积极性和主动性。

（四）教学内容繁杂

人体解剖学作为一门医学基础课程，的确涉及大量的解剖结构和器官名称、位置、功能等知识，这为学生学习带来了一定的挑战和难度。解剖学的知识量庞大，学生需要掌握大量的解剖名称和结构，包括各种器官、骨骼、肌肉等的名称、位置和功能，需要花费大量时间和精力来记忆和理解。解剖学的知识内容较为抽象，包括大量的三维结构和空间关系，对学生的空间想象力和理解能力有较高的要求。再者，解剖学的知识需要与临床实践相结合，学生不仅需要掌握解剖知识本身，还需要了解其在临床实践中的应用，增加了学习的难度和复杂性。

针对教学内容繁杂的问题，可以采取一些措施来提高教学效果。可以通过逻辑清晰、结构化的教学方式，帮助学生系统地理解和掌握解剖知识，降低学习难度。可以采用多媒体教学手段，如动画、模型展示等，帮助学生直观地理解解剖结构和空间关系，提高学习效率。此外，可以引入案例教学，结合真实的临床案例，帮助学生将解剖知识与临床实践相结合，增强其学习的实践性和应用能力。

在教学内容设计上，可以适度简化解剖知识，突出重点，帮助学生抓住核心内容，减少不必要的细节，降低学习难度。同时，可以引导学生主动学习，通过课外阅读、讨论、实践等方式，加深对解剖知识的理解和掌握。此外，可以通过定期组织解剖实验、举办解剖比赛等活动，增加学生的实践操作机会，帮助其巩固和应用解剖知识。

（五）缺乏有效的评估方式

在传统的人体解剖学教学中，评估方式的确存在一些不足之处。传统的考试评估主要以笔试形式为主，重点关注学生对解剖学知识的记忆和理解能力，缺乏对学生实际操作能力和临床应用能力的评价。实验报告虽然能够评价学生的实验操作能力和科研能力，但仍然存在主观性和局限性，无法全面客观地评价学生的学习情况。再者，传统的评估方式缺乏多样性，不能全面反映学生在解剖学学习过程中的综合能力和潜力。

针对缺乏有效的评估方式的问题，可以采取一些措施来改进评估方式，提高评估效果。可以引入多元化的评估方式，如口头答辩、实际操作考核、案例分析等，全面评价学生的学习情况。通过口头答辩，可以评估学生对解剖学知识的理解和应用能力；通过实际操作考核，可以评估学生的解剖技能和操作能力；通过案例分析，可以评估学生的问题解决能力和综合分析能力。可以采用定量化的评估方法，如考试成绩、实验报告评分等，结合定性评估方法，综合评价学生的学习情况，提高评估的客观性和准确性。

在评估内容设计上，可以注重考查学生对解剖学知识的理解和应用能力，而不仅仅是记忆能力。可以设计一些开放性问题或案例分析题，要求学生结合实际情况进行分析和解答，评价其综合运用解剖学知识的能力。同时，可以注重评估学生的实际操作能力，通过实验操作考核或临床实践考核等方式，评价学生的解剖技能和操作能力，从而全面评价学生的学习情况。

二、人体解剖学教学问题分析

（一）教学方法单一

在传统的人体解剖学教学中，教学方法确实存在一定的单一性。主要依靠讲授和标本展示的方式，这种教学方法虽然能够向学生传授解剖学知识，但缺乏趣味性和互动性，难以激发学生的学习兴趣和主动性。传统的讲授方式主要以老师为中心，学生被动接受知识，缺乏互动和参与，容易导致学习效果不佳。标本展示虽然能够让学生直观地了解解剖结构，但缺乏足够的实践操作和动手能力培养，难以深入理解和掌握知识。

针对教学方法单一的问题，可以采取一些措施来丰富教学方法，提高教学效果。可以引入多媒体教学手段，如动画、视频等，通过图文并茂、生动直观的展示方式，激发学生的学习兴趣，提高学习效率。可以采用案例教学，结合真实的病例和临床实践，使抽象的解剖知识具体化，增强学生的学习动机和实践能力。再者，可以引入小组讨论、问题解决等互动式教学方法，引导学生主动参与，培养其独立思考和解决问题能力，提高学习效率。在教学内容设计上，可以注重解剖知识与临床实践的结合，引导学生将理论知识应用到实际问题中去解决，增强学生的实践操作能力。同时，可以通过组织解剖实验、举办解剖比赛等方式，增加学生的实践操作机会，帮助其巩固和应用解剖知识。此外，还可以鼓励学生开展科研项目，参与解剖学研究，培养其科研能力和创新意识，提高学习的深度和广度。

（二）教学资源不足

教学资源不足是影响人体解剖学教学质量的重要因素之一。一些学校或地区由于各种原因，如经费限制、设备更新不及时等，解剖标本和教学设备不足，严重影响了教学效果和学生的学习体验。缺乏足够的解剖标本会限制学生的实践操作和观察能力，降低他们对解剖结构的直观理解和掌握程度。教学设备不足会影响教学的多样性和趣味性，导致教学内容单一，难以激发学生的学习兴趣和主动性。

针对教学资源不足的问题，可以采取一些措施来改善教学条件，提高教学效果。可以通过增加经费投入，更新和完善解剖实验室设备，购买足够的解剖标本和教学模型，提高教学资源的供给。可以加强与其他学校或机构的合作，共享教学资源，充分利用现有资源，降低教学成本。可以引入虚拟解剖技术，通过计算机软件模拟人体解剖结构，弥补实体解剖标本不足的问题，提高教学效果和趣味性。

在教学方法上，可以采用灵活多样的教学方式，如小组合作学习、案例教学、实践操作等，充分利用有限的教学资源，提高教学效果。同时，可以鼓励学生积极参与，自主学习，通过课外阅读、实践操作等方式，加深对解剖知识的理解和掌握，提高学习效果。此外，可以利用互联网和现代通信技术，开展远程教学和网络课程，扩大教学覆盖范围，提高教学资源的利用率，提高教学效果和质量。

（三）教学内容过时

随着科学技术的不断进步，人体解剖学知识更新速度较快，传统的教学内容可能存在过时的问题。传统的教学内容主要基于经典解剖学知识，未能及时更新最新的研究成果和临床应用，无法满足学生对于最新解剖学知识的需求。这种情况不仅影响了学生对解剖学知识的全面理解，也影响了教学质量和效果。

要解决教学内容过时的问题，关键在于及时更新教学内容，保持与时俱进。可以通过定期审查教学大纲和教材，及时更新教学内容，引入最新的研究成果和临床应用。可以鼓励教师参与科研项目，了解最新的解剖学研究动态，将最新的科研成果应用到教学中去。可以引入跨学科的教学内容，结合生物医学工程、影像学等领域的知识，使教学内容更贴近实际应用，提高教学的实用性和应用性。在教学方法上，可以采用多媒体教学手段，如动画、虚拟实验等，展示最新的解剖学研究成果和临床应用，提高教学内容的时效性和吸引力。此外，可以鼓励学生主动学习，通过课外阅读、参与学术讨论等方式，了解最新的解剖学知识，增强其终身学习能力和自我更新能力。

（四）教学评估不全面

在传统的人体解剖学教学中，教学评估方式的确存在一定的不足之处。传统的评估方式主要依靠考试和实验报告，这种评估方式虽然能够评价学生对解剖学知识的掌握程度和理解能力，但缺乏对学生实际解剖操作能力和实际应用能力的评估，评估方式相对单一。这种情况影响了对学生综合能力的全面评估，也影响了教学质量和效果。

要解决教学评估不全面的问题，可以采取一些措施来丰富评估方式，提高评估效果。可以引入实践操作考核，评估学生的解剖操作能力和实际技能。通过实践操作考核，可以评价学生对解剖学知识的应用能力和实际操作能力，促进学生的实践能力和动手能力的培养。可以采用综合评估方式，结合考试成绩、实验报告评分等定量评估方法，口头答辩、实际操作考核等定性评估方法，综合评价学生的学习情况，提高评估的客观性和准确性。

在评估内容设计上，可以注重考查学生的实际应用能力和解决问题的能力。可以设计一些开放性问题或案例分析题，要求学生结合实际情况进行分析和解答，评价其综合运用解剖学知识的能力。同时，可以注重评估学生的实际操作能力，通过实验操作考核或临床实践考核等方式，评价学生的解剖技能和操作能力，从而全面评价学生的学习情况。

（五）教学环境落后

在一些学校，人体解剖学教学环境存在着设备陈旧、教学设施落后的问题，这直接影响了教学效果和质量。解剖学作为一门需要实际操作的学科，对教学环境的要求较高，包括解剖实验室的设备、标本的保存和展示等方面。如果教学环境落后，将会影响对学生的实际操作能力的培养，降低教学质量和效果。

要解决教学环境落后的问题，需要采取一些措施来改善教学环境，提高教学质量。可以进行设备更新和教室改造，更新解剖实验室的设备，提高实验室的教学设施，提高教学环境的现代化水平。可以引入新的教学技术和设备，如虚拟解剖软件、3D打印模型等，提高教学的互动性和趣味性，激发学生的学习兴趣。可以加强教师队伍建设，提高教师的教学水平和教学能力，提高教学效果和质量。

在教学内容设计上，可以根据教学环境的改善，调整教学内容和教学方法，更好地适应现代教学需求。可以结合新的教学技术和设备,设计更加生动直观的教学内容,提高教学效果和吸引力。同时,可以鼓励学生利用新的教学技术和设备,进行自主学习和实践探究,提高学生的学习积极性和主动性。

　　人体解剖学教学面临着解剖标本资源有限、传统教学方法的局限性、学生学习兴趣不高、教学内容繁杂、缺乏有效的评估方式等挑战和问题。为了提高人体解剖学教学的效果和质量,需要探索新的教学方法,充分利用现代化技术和教学资源,提升学生的学习兴趣和积极性,从而更好地促进人体解剖学知识的传播和应用。

第二章 新视野下的人体解剖学教学理论探索

第一节 人体解剖学教学的认知理论基础

一、认知发展阶段理论

在人体解剖学教学中，认知发展阶段理论是教学设计的重要依据之一。根据皮亚杰的认知发展阶段理论，学生的认知水平会随着年龄和经验的增长而发生变化，包括感知、思维、记忆、理解和解决问题等方面。在人体解剖学教学中，教师应根据学生的认知水平和发展阶段，设计相应的教学内容和教学方法，使教学更加贴近学生的实际情况，提高教学效果。针对不同年龄段的学生，教师应设计不同层次和深度的教学内容。对于初学者，应重点介绍人体基本结构和器官功能；对于进阶学生，可以深入探讨人体系统的结构和功能，以及与临床实践相关的知识。根据学生的认知水平和发展阶段设计不同层次的教学内容，可以提高学生的学习兴趣和学习效果。

针对不同认知水平的学生，教师应采用不同的教学方法和策略。对于认知水平较低的学生，教师可以采用直观化的教学方法，如图片、模型等，帮助他们更直观地理解人体结构和功能；对于认知水平较高的学生，教师可以采用启发式教学方法，通过提出、讨论和解决问题，激发学生的思维和创造力，提高他们的学习效果。针对不同学科背景和兴趣的学生，教师应设计多样化的教学内容和教学活动。比如，可以组织实地考察、实验操作等活动，让学生亲自参与，加深对人体结构和功能的理解；也可以引导学生阅读相关文献、参与学术讨论，拓宽学生的知识视野，提高他们的学习兴趣和学习动机。

二、建构主义学习理论

在人体解剖学教学中，建构主义学习理论提供了重要的指导思想。该理论认为，学习是通过个体的建构和重建知识结构来实现的。在人体解剖学教学中，教师应通过启发学生思考、提出问题、进行讨论等方式，引导学生主动参与学习过程，建构和重建自己的知识结构，提高学习效果。建构主义学习理论强调学生的主动性和参与性。在人体解剖学教学中，教师应通过设计启发性问题和案例分析等教学活动，激发学生的思考和探究欲望，引导他们积极参与学习过程，建构和重建知识结构。在人体解剖学教学中，教师可以通过小组讨论、合作学习等方式，营造良好的学习氛围，促进学生之间的交流和合作，共同建构知识，提高学习效果。

建构主义学习理论强调学习是一个意义建构的过程。在人体解剖学教学中，教师应引导学生将所学知识与实际情境相结合，探讨其意义和应用，使学生能够更好地理解和应用所学知识。建构主义学习理论还强调学习是一个逐步深化的过程。在人体解剖学教学中，教师应根据学生的学习进度和能力，逐步深化教学内容和教学方法，使学生能够逐步建构和重建自己的知识结构，提高学习效果。

三、信息加工理论

信息加工理论是教学中的重要理论基础，特别适用于人体解剖学这类需要大量信息加工的学科。根据信息加工理论，学习是一个信息加工和转化的过程，教师在人体解剖学教学中应通过多种途径向学生传递信息，如文字、图表、模型等，帮助学生更好地理解和掌握知识。教师可以通过文字教材传递知识。文字是最基本的信息载体，在人体解剖学教学中，教师可以结合教材内容，向学生传递解剖学知识。文字教材通常包括文字描述、图表、示意图等，可以帮助学生理解人体结构和功能。

图表和模型可以直观地展示人体结构和功能，帮助学生更好地理解和记忆知识。教师可以利用解剖模型、实验示范等教学工具，向学生展示人体内部结构和器官功能，使学生能够更加直观地理解人体解剖学知识。教师可以通过多媒体技术向学生传递信息。随着科技的发展，多媒体技术在教学中的应用越来越广泛。教师可以利用多媒体教学软件向学生展示动态图像、视频等，使学生能够更加直观地了解人体结构和功能，提高学习效果。教师还可以通过实践活动向学生传递信息。人体解剖学是一门实践性较强的学科，学生通过实际操作，可以更深入地理解人体结构和功能。教师可以组织实验、实地考察等活动，让学生亲自参与，加深对人体解剖学知识的理解和掌握。

四、认知负荷理论

认知负荷理论在人体解剖学教学中具有重要的指导意义。根据认知负荷理论，学习者的认知负荷应控制在一个适当的范围内，避免过高或过低。在人体解剖学教学中，教师应根据学生的认知水平和学习能力，合理安排教学内容和教学任务，确保学生能够有效地吸收和理解知识。教师应根据学生的认知水平和学习能力，合理安排教学内容。对于初学者，应从基础知识入手，逐步深入，确保学生能够理解和掌握基本概念和原理；对于进阶学生，可以深入探讨人体系统的结构和功能，引导学生深入思考和探究。

教师应根据学生的认知负荷情况，合理安排教学任务。在人体解剖学教学中，教师可以通过讲授、讨论、实验等方式，引导学生逐步深入学习，确保学生能够有效地吸收和理解知识。同时，还应注意避免教学任务过于繁重，避免给学生造成过重的认知负荷。教师可以采用多种教学方法，减轻学生的认知负荷。在人体解剖学教学中，教师可以采用案例教学、启发式教学等方法，激发学生的兴趣，降低学习的难度，减轻学生的认知负荷，提高学习效果。教师还可以通过分层教学、差异化教学等方式，根据学生的认知水平和学习能力，灵活调整教学内容和教学方法，确保学生能够有效地吸收和理解知识，避免认知负荷过高或过低的情况发生。

五、情感认知理论

情感认知理论强调情感与认知之间的密切关系，认为情感对认知过程和结果具有重要影响。在人体解剖学教学中，教师应该注意调动学生的学习兴趣和积极情绪，营造良好的学习氛围，有利于提高学生的学习效果。教师可以通过设计生动、有趣的教学内容和教学活动来调动学生的学习兴趣。例如，可以结合实际案例或临床应用，讲解人体结构和功能，使学生能够更加直观地理解知识，提高学习的趣味性和吸引力。教师应该注重激发学生的积极情绪，建立良好的学习氛围。可以通过表扬、鼓励等方式，肯定学生的努力和成就，增强他们的自信心和学习动力。同时，还可以通过团体合作、竞赛等活动，培养学生的团队合作意识，增强学生之间的互动和交流。

教师应该关注学生的情感需求，建立良好的师生关系。在人体解剖学教学中，教师可以采用互动式教学方法，与学生进行密切互动，了解他们的学习情况和感受，及时解决问题，增强师生之间的信任和沟通。教师还应该关注学生的心理健康，帮助他们处理好学习和生活中的压力。可以通过心理辅导、个别谈话等方式，关心学生的情感状态，帮助他们保持良好的心态，更好地投入到学习中去。通过以上认知理论的基础，人体解剖学教学可以更加科学、有效地开展，提高学生的学习效果和学习兴趣。

第二节　学科整合与跨学科教学理论在人体解剖学教学中的应用

一、学科整合理论在人体解剖学教学中的应用

学科整合理论强调不同学科之间的联系和互动，认为学科之间应该相互渗透、相互贯通，以促进知识的综合和应用。

（一）融合相关学科知识

在人体解剖学教学中，融合相关学科知识是至关重要的。人体解剖学作为研究人体结构和器官的科学，需要综合运用生物学、医学、生理学等多个学科的知识。教师可以通过将这些学科的知识融入解剖学教学中，帮助学生更好地理解人体结构和功能，提高学习效果。生物学是人体解剖学的基础学科之一，教师可以通过介绍细胞学、组织学等基本概念，帮助学生了解人体结构的基本组成和功能。例如，通过解释细胞的结构和功能，可以让学生更好地理解人体器官和组织的构成。

医学是与人体解剖学密切相关的学科，教师可以介绍医学上常见的疾病和症状，帮助学生理解人体结构和功能与健康的关系。通过案例分析和病例讨论，可以让学生了解解剖学知识在医学实践中的应用。生理学研究生物体的生命活动规律，与解剖学紧密相连。教师可以通过介绍生理学的基本概念和原理，如神经系统、内分泌系统等，帮助学生理解人体结构和功能的生理基础，提高学生对解剖学知识的综合运用能力。

还可以融合其他相关学科的知识，如生物化学、微生物学等，为学生提供更加全面和深入的学习体验。通过融合相关学科的知识，教师可以帮助学生建立起更加完整和系统的人体结构和功能的认知框架，促进学生对解剖学知识的深入理解和应用。

（二）跨学科教学设计

跨学科教学设计是一种促进学生跨越学科界限、综合运用不同学科知识的教学方法。在人体解剖学教学中，设计跨学科的教学活动和课程尤为重要，可以通过组织跨学科的病例讨论、实验设计等活动，促进学生对人体解剖学知识的整合和应用。通过选择涉及多个学科知识的病例，如综合生物学、医学、心理学等领域的案例，引导学生分析并提出解决方案，促进不同学科知识的综合运用。例如，对于心脏病患者的病例，学生需要综合运用解剖学、生理学、心理学等多个学科的知识，深入分析病因、症状及治疗方案，从而培养学生的综合分析和解决问题的能力。通过设计涉及多个学科知识的实验，如结合生物学、化学等领域的实验，让学生在实践中学习和应用不同学科知识。例如，设计一项关于人体血液循环的实验，学生既需要了解解剖学上关于血管分布的知识，又需要运用化学中有关血液成分的知识，通过实验数据的收集和分析，深入理解人体循环系统的运作机制。

（三）实践项目

实践项目是一种重要的教学方式，通过组织学生参与实践活动，让他们在实践中综合运用解剖学、生物学、医学等学科的知识，培养跨学科的综合能力和创新能力。实践项目可以提供给学生跨学科知识的应用场景。例如，组织学生参与医学实习项目，让他们在实际临床环境中接触和应用解剖学、生物学等学科知识，将课堂知识与实际应用相结合，加深对学科知识的理解和掌握。

在实践项目中，学生需要综合运用不同学科的知识，分析和解决实际问题，培养其综合分析和解决问题的能力。例如，在医学实习中，学生需要结合解剖学、生物学知识，分析患者病情，并提出相应的诊疗方案，这既考验了学生的专业知识，又锻炼了其综合应用知识的能力。实践项目还可以提升学生的创新能力。在实践项目中，学生可能面临各种实际问题，需要灵活运用学科知识，提出创新性的解决方案。例如，在医学实践中，学生可能会遇到一些疑难病例，需要结合解剖学、生物学等学科知识，提出新颖的诊疗方案，培养其创新思维和实践能力。

（四）教学资源整合

教学资源整合是为了给学生提供更加全面和丰富的学习资源，促进学科之间的交流和合作。在人体解剖学教学中，整合不同学科的教学资源，包括教材、教学设备、实验室等，可以提升教学效果，激发学生学习的兴趣和热情。选择结合解剖学、生物学、医学等学科知识的综合教材，可以帮助学生全面理解人体结构和功能。通过教材的整合，学生可以更加系统地学习相关知识，加深对学科之间关系的理解，提高综合运用知识的能力。

整合跨学科的教学设备是提升教学效果的关键。例如，结合生物学和医学的教学设备，如模拟人体器官的实验模型、医疗设备等，可以帮助学生直观地了解人体结构和功能，加深对解剖学知识的理解。通过实际操作，学生可以更好地掌握知识，提高实践能力。整合跨学科的实验室资源也是教学资源整合的重要内容。在实验室中，可以结合解剖学、生物学、医学等学科的实验，让学生在实践中学习和应用知识，培养其综合运用知识的能力。例如，设计一项结合生物学和医学知识的实验，让学生通过实际操作，探究人体结构和功能的关系，提高其实验设计和分析能力。

二、跨学科教学理论在人体解剖学教学中的应用

跨学科教学理论强调不同学科之间的互补性和联系性，认为学科之间应该相互融合、相互促进，以提高学习效果和应用能力。

（一）跨学科团队教学

跨学科团队教学是一种集结解剖学、医学教育、生物学等多个学科领域专家，共同设计教学方案，为学生提供全方位、多角度的学习支持的教学模式。在人体解剖学教学中，组建跨学科的教学团队具有重要意义，可以提升教学效果，激发学生学习的兴趣和热情。跨学科团队教学可以提供多样化的教学内容和方法。解剖学专家可以提供专业的解剖知识，医学教育专家可以介绍临床实践中的应用，生物学教师可以带来生物学理论知识，通过不同学科的专家共同参与教学，可以为学生提供全面、多角度的学习支持，使学生更加深入地理解和掌握知识。

在跨学科团队中，不同学科的专家可以相互交流，分享各自领域的知识和经验，促进学科之间的交流与合作，有助于学生全面理解和应用知识，培养学生的跨学科综合能力。跨学科团队教学可以提升教学质量和水平。通过组建跨学科团队，可以充分利用各个学科领域的专家资源，设计更加科学、全面的教学方案，提升教学质量和水平，使教学更加生动、有趣，激发学生的学习兴趣和潜力。

（二）跨学科实践项目

跨学科实践项目是一种促进学生综合运用不同学科知识，培养跨学科的综合能力和创新能力的教学活动。在人体解剖学教学中，组织跨学科的实践项目具有重要意义，可以帮助学生将理论知识应用到实际问题中，培养其解决实际问题的能力。跨学科实践项目可以促进学科之间的融合和交流。例如，组织医学生与工程学生合作设计医疗设备，医学生可以提供临床需求和医学知识，工程学生可以运用工程技术知识设计设备，通过合作，可以促进医学和工程学科之间的交流与合作，培养学生跨学科的综合能力。

在实践项目中，学生需要综合运用不同学科的知识，解决实际问题，这既考验了学生的专业知识，又锻炼了其创新思维和实践能力。例如，医学生与工程学生合作设计医疗设备，需要结合医学知识和工程技术，提出创新性的设计方案，培养学生的创新能力和实践能力。跨学科实践项目可以提升学生的综合能力。在实践项目中，学生需要综合考虑不同学科的知识和技能解决实际问题，培养其跨学科的综合能力。例如，医学生与工程学生合作设计医疗设备，需要综合考虑医学、工程等多个学科的知识，提出全面、有效的解决方案，培养学生的综合能力。

（三）跨学科课程设置

跨学科课程设置通过将解剖学与生物学、医学、工程学等学科结合起来，设计多学科的课程，旨在让学生在学习过程中获得多学科的知识和技能。在人体解剖学教学中，跨学科课程设置具有重要意义，可以帮助学生全面理解人体结构和功能，培养其跨学科的综合能力和创新能力。跨学科课程设置可以提供多样化的学习内容和方法。将解剖学与生物学、医学、工程学等学科结合起来，设计多学科的课程，可以为学生提供丰富多样的学习内容和方法。通过跨学科的学习，学生可以更全面地了解人体结构和功能，拓宽知识视野，提高学习的兴趣和积极性。

在跨学科课程中，学生将接触到不同学科的知识和理论，需要跨越学科的界限，综合运用不同学科的知识解决问题，促进学科之间的融合和交流，培养学生的跨学科思维和综合能力。跨学科课程设置可以提升学生的实践能力和创新能力。通过设计跨学科的课程项目，让学生在实践中运用多学科知识解决实际问题，培养其实践能力和创新能力。例如，设计一门结合解剖学和工程学知识的课程，让学生设计并制作医疗器械，既锻炼了学生的实践能力，又培养了其创新思维。

（四）跨学科研究项目

跨学科研究项目是一种鼓励学生参与不同学科领域的研究项目，旨在培养学生的研究能力和创新意识，促进学科之间的交流和合作。在人体解剖学教学中，开展跨学科研究项目具有重要意义，可以帮助学生深入了解人体结构和功能，培养其跨学科的综合能力和创新能力。跨学科研究项目可以提升学生的研究能力。通过参与跨学科的研究项目，学生可以学习到不同学科领域的研究方法和技巧，培养其科学研究的能力。例如，参与综合解剖学和生物学的研究项目，可以帮助学生掌握解剖学和生物学的研究方法，提高其研究水平。

在跨学科的研究项目中，学生需要综合运用不同学科的知识和技能，解决实际问题，这有助于培养学生的创新思维和创新能力。例如，参与综合解剖学和工程学的研究项目，可以激发学生设计新型医疗设备的创新意识，培养其创新能力。跨学科研究项目可以促进学科之间的交流和合作。在跨学科的研究项目中，学生将接触到不同学科领域的知识和理论，与不同学科的研究人员合作，从而促进学科之间的交流与合作，拓宽学生的学术视野，提高其跨学科综合能力。通过科学合理地应用学科整合理论和跨学科教学理论，可以提高人体解剖学教学的针对性和有效性，促进学生的认知发展和提升其学习成果。

第三节　群体学习理论在人体解剖学教学中的实践

一、群体学习理论

群体学习理论强调学生在群体中相互交流、合作和共享知识的重要性。该理论认为，通过与他人合作学习，学生可以更好地理解和应用知识，促进个体和群体的共同进步。在人体解剖学教学中，群体学习理论可以帮助学生更好地理解复杂的解剖知识，培养团队合作和解决问题的能力。

二、群体学习理论在人体解剖学教学中应用的意义

（一）促进知识共享和交流

在人体解剖学教学中，群体学习理论的应用可以促进知识共享和交流，这对于学生的学习和理解起着重要作用。群体学习理论认为，学生之间的互动和合作可以帮助他们更好地理解和应用知识，因此，在人体解剖学教学中，可以通过小组讨论、合作项目等方式，让学生分享自己的学习成果和理解，从而加深对知识的理解。小组讨论是促进知识共享和交流的有效方式。在小组讨论中，学生可以就解剖学知识中的难点和疑惑进行讨论，共同探讨解决问题的方法和策略。通过这样的讨论，学生可以从不同的角度思考问题，听取他人的意见和建议，从而加深对知识的理解。

在合作项目中，学生需要相互协作、相互配合才能完成。在任务的完成过程中，学生可以分享自己的学习成果和理解，共同讨论解决问题的方法，从而加深对知识的理解。通过参加讨论和合作项目，学生还可以学会倾听和尊重他人的意见。在讨论和合作中，学生需要尊重和倾听他人的意见，学会接受不同的观点和看法，这对于他们的成长和发展起着重要作用。

（二）培养团队合作能力

在人体解剖学教学中，群体学习理论的应用可以有效地培养学生的团队合作能

力。团队合作能力是指学生在团队中共同合作、相互配合，以达成共同目标的能力。在人体解剖学教学中，学生需要在团队中合作完成实验、项目或展示，这有助于他们学会尊重和倾听他人的意见，提高团队协作能力。团队合作可以促进学生之间的互动和合作。在团队合作中，学生需要共同讨论、共同决策，这有助于他们之间的互动和合作。通过团队合作，学生可以学会倾听他人的意见，尊重他人的观点，从而提高团队协作能力。

在团队中，可以扮演不同的角色，有的可能是领导者，有的可能是执行者。通过这样的合作，学生可以学会领导他人，培养自己的领导能力，并培养团队意识，意识到团队的力量和重要性。另外，团队合作还可以提高学生解决问题的能力。在团队合作中，学生可能会遇到各种各样的问题和挑战，需要共同努力找到解决问题的方法。通过这样的合作，学生可以提高自己解决问题的能力，学会从不同的角度思考问题，提出解决问题的方法。

团队合作是人体解剖学教学中非常重要的一部分。通过团队合作，学生可以学会尊重和倾听他人的意见，提高团队协作能力，培养领导能力和团队意识，提高解决问题能力。因此，在人体解剖学教学中，应用群体学习理论，注重团队合作的培养，对于学生的综合素质提高和团队合作能力的培养具有重要意义。

（三）促进批判性思维

在人体解剖学教学中，群体学习理论的应用可以促进学生的批判性思维能力提升。批判性思维是指学生在面对问题时，能够深入分析、提出合理解决方案，并对不同观点进行辩证思考的能力。在小组讨论和合作中，学生需要分析问题、提出解决方案，并与他人进行讨论和辩论，这有助于他们培养批判性思维能力，更好地理解和应用人体解剖学知识。小组讨论是培养批判性思维的有效方式。在小组讨论中，学生需要面对不同的观点和意见，同时分析和评价这些观点，并提出自己的见解。通过这样的讨论，学生可以培养辨别信息、评估证据、形成结论的能力，从而提高批判性思维水平。

在合作项目中，学生需要分析问题、提出解决方案，并与他人进行讨论和辩论。通过这样的合作，学生可以学会从不同的角度思考问题，提出创新的解决方案，培养批判性思维能力。另外，通过参加讨论和合作项目，学生还可以学会批判性地评价信息和观点。在讨论和合作中，学生需要评价他人的观点和意见，提出建设性的批评和反思，这有助于他们培养批判性思维能力，更好地理解和应用人体解剖学知识。

群体学习理论的应用可以促进学生的批判性思维能力，在人体解剖学教学中，通过小组讨论、合作项目等方式，让学生分析问题、提出解决方案，并与他人进行讨论和辩论，可以帮助他们培养批判性思维能力，更好地理解和应用人体解剖学知识。因此，应用群体学习理论，注重培养学生的批判性思维能力，在人体解剖学教学中具有重要意义。

（四）增强学习兴趣和动机

在人体解剖学教学中，学生通常需要面对大量的知识和复杂的概念，这可能会导致一些学生对学习失去兴趣和动机。然而，通过应用群体学习理论，可以有效地增强学生的学习兴趣和动机，使其更加积极地参与学习过程。群体学习可以提供一个积极的学习环境，激发学生的学习兴趣。在群体学习中，学生可以与同学们进行互动和合作，共同探讨解剖学知识，这有助于他们感受学习的乐趣和成就感。与此同时，通过与同学们的互动，学生还可以了解到不同的学习方法和思维方式，从而激发学习的兴趣。

群体学习可以增强学生的学习动机。在群体学习中，学生需要与同学们合作完成任务，这需要他们发挥主动性和积极性。通过与同学们的合作，学生可以感受到团队合作的重要性，从而增强自己的学习动机，并更加努力地学习和探索。群体学习还可以帮助学生建立学习的自信心。在群体学习中，学生需要与同学们进行讨论和合作，并表达自己的观点和想法。通过这样的互动，学生可以提高自己的表达能力和沟通能力，从而增强自信心，更加积极地参与学习。

（五）提高解剖学知识的实际应用能力

在人体解剖学教学中，群体学习理论的应用可以帮助学生将解剖学知识应用到实际情境中，从而提高他们的实际应用能力。群体学习强调学生之间的互动和合作，在小组项目或实验中，学生需要将理论知识应用到实践中，这有助于他们更好地理解和应用解剖学知识。小组项目可以帮助学生将解剖学知识应用到实际情境中。在小组项目中，学生可能涉及解剖学知识的应用。通过这样的项目，学生可以将理论知识应用到实践中，更好地理解和应用解剖学知识。

在实验中，学生需要亲自动手进行操作，观察和记录实验结果，这有助于他们将解剖学知识应用到实际操作中，加深对知识的理解和记忆。另外，实地考察和实习也是提高学生实际应用能力的重要方式。通过实地考察和实习，学生可以接触到真实的解剖学情境，了解解剖学知识在实际工作中的应用，从而提高他们的实际应用能力。

群体学习理论的应用可以帮助学生将解剖学知识应用到实际情境中，通过小组项目、实验、实地考察和实习等方式，学生可以更好地理解和应用解剖学知识，提高他们的实际应用能力。因此，在人体解剖学教学中应用群体学习理论，注重实践性教学，对于提高学生的实际应用能力具有重要意义。

三、群体学习理论在人体解剖学教学中的实践应用方法

（一）小组讨论

小组讨论是一种常见且有效的教学方法，尤其在人体解剖学教学中，可以促进学生深入理解解剖学知识，提高学习效果。通过组织学生分成小组，讨论解剖学知识并共同解决问题，可以激发学生学习的兴趣，促进知识的交流与分享。小组讨论可以帮助学生加深对解剖学知识的理解。在小组讨论中，学生可以结合课堂所学知识，通过讨论和交流，彼此之间共同探讨问题，从而加深对知识的理解。通过与他人的讨论，学生可以听取不同的观点和见解，拓展自己的思维，加深对解剖学知识的理解。

小组讨论可以促进学生之间的交流和合作。在小组讨论中，学生需要相互交流、讨论，共同解决问题。通过与他人的交流与合作，学生可以学会倾听、尊重他人的观点，培养团队合作精神，提高解决问题的能力。另外，小组讨论还可以激发学生学习的兴趣和热情。在小组讨论中，学生可以积极参与讨论，提出自己的观点和见解，与他人进行思维碰撞，这有助于激发学生学习的兴趣和热情，提高学习主动性。

（二）合作项目

在当今社会，跨学科的合作项目在教育领域中变得越来越重要。设计一个跨学科的合作项目，让学生在团队中合作完成解剖学相关的研究或设计任务，是一种创新的教学方式。这样的项目不仅可以帮助学生学会团队合作，还可以提高他们解决问题的

能力。解剖学作为一门复杂而深奥的学科，需要通过跨学科的知识和技能来深入研究和理解。通过这样的合作项目，学生可以更好地理解解剖学知识，并将其应用到实际的研究或设计中。设计一个跨学科的合作项目需要考虑学生的专业背景和兴趣。合作项目可以邀请不同专业的学生参与，如医学生、工程师、设计师等。通过这样的跨学科合作，可以将不同领域的知识和技能结合起来，提高项目的质量和效率。此外，合作项目还可以帮助学生培养团队合作能力，学会尊重和倾听他人的意见，共同完成任务。

解剖学作为一个广泛而深入的学科，可以设计不同的任务来让学生完成，如解剖学研究报告、解剖学模型设计等。通过这样的任务，可以激发学生的学习兴趣，提高他们的学习积极性和主动性。同时，合作项目还可以培养学生解决问题的能力，让他们学会分析和解决实际问题。合作项目可以分成几个阶段来进行，每个阶段都有明确的任务和目标。通过这样的分阶段设计，可以让学生逐步提高自己的能力，更好地完成项目。同时，合作项目还需要进行评估，评估学生的学习效果和团队合作能力。评估可以通过学生的报告、作品等来进行，从而更好地了解学生的学习情况。

（三）角色扮演

在解剖学教学中，利用角色扮演的方式来教授知识是一种有效的教学方法。通过扮演医生、解剖学家等角色，学生可以模拟实际情境，共同探讨解剖学知识，从而更加深入地理解和应用知识。角色扮演不仅可以增加学生的学习兴趣，还可以提高他们的学习效果和学习动力。通过扮演医生、解剖学家等角色，学生可以在模拟的医疗环境或研究场景中，更加深入地了解解剖学知识。例如，学生可以扮演医生进行病例分析，或扮演解剖学家进行尸体解剖，从而加深对解剖学知识的理解和应用。

在角色扮演过程中，学生需要与同学们进行互动和交流，共同完成任务。这样的合作可以促进学生之间的团队合作，提高他们的沟通和合作能力。同时，角色扮演还可以培养学生的表达能力和批判性思维能力，让他们学会分析和解决问题。角色扮演可以激发学生的学习兴趣和主动性。通过扮演不同的角色，学生可以身临其境地感受解剖学知识的魅力，从而激发他们的学习兴趣。同时，角色扮演还可以让学生更加主动地参与学习过程，提高他们的学习效果和学习动力。

（四）团队竞赛

举办解剖学知识竞赛是一种促进学生学习的有效方式，尤其是以团队为单位参加的团队竞赛更能激发学生的学习兴趣和热情，培养团队合作精神。团队竞赛不仅可以检验学生对解剖学知识的掌握程度，还可以提高他们的学习积极性和竞争意识，有助于全面提升学生的学习水平。学生参加竞赛时，会因为竞争的紧张氛围而更加专注和投入，从而激发他们学习的兴趣和热情。尤其是以团队为单位参加竞赛，学生可以在竞赛中互相学习、互相促进，增强对解剖学知识的兴趣和探索欲望。

在团队竞赛中，每个团队成员都扮演着不同的角色，需要相互合作、相互配合才能取得好成绩。通过这样的团队合作，可以培养学生的团队合作精神，增强他们的团队意识和集体荣誉感。团队竞赛还可以提高学生解决问题的能力。在竞赛中，学生不仅需要掌握解剖学知识，还需要运用所学知识解决实际问题。通过这样的竞赛，可以提高学生解决问题的能力和创新思维的能力，让他们学会将理论知识应用到实践中去。

（五）项目展示

组织学生以小组为单位进行解剖学知识的项目展示是一种促进学生学习和展示成果的有效方式。通过项目展示，学生可以将所学知识应用到实际项目中，并向他人展示他们的成果，提高自信心和表达能力。这种展示方式不仅可以帮助学生更好地理解和应用知识，还可以培养他们的团队合作精神和创新能力。项目展示可以帮助学生将所学知识应用到实际项目中。在项目展示中，学生需要将解剖学知识应用到具体的项目中，设计并展示自己的研究成果或解剖学知识。通过这样的实践活动，学生可以更加深入地理解和应用知识，提高他们的实际操作能力和创新能力。

在项目展示中，学生需要向他人展示自己的成果，清晰地表达自己的观点和想法。通过这样的展示，学生可以提高自己的表达能力和沟通能力，增强自信心，更好地展示自己的才华和能力。项目展示还可以培养学生的团队合作精神和创新能力。在项目展示中，学生需要以小组为单位合作完成项目，并向他人展示成果。通过这样的团队合作，学生可以学会尊重和倾听他人的意见，培养团队合作精神。同时，项目展示还可以激发学生的创新思维，让他们学会从不同的角度思考问题，提出创新的解决方案。

第四节 个性化学习与人体解剖学教学的关系研究

一、个性化学习的内涵

个性化学习是一种基于个体学习需求和特点的教学方法，旨在最大程度地满足每个学生的学习需求和潜能。个性化学习注重以学生为中心，通过提供多样化的学习资源和方式，帮助学生发挥自身优势，弥补学习上的不足，实现个性化发展。

二、个性化学习的特点

（一）学习目标差异化

学习目标的个性化和差异化是现代教育领域的重要趋势，它允许学生根据自身情况设定学习目标，并有针对性地进行学习。个性化学习能够更好地激发学生的学习兴趣和动力，提高学习效率，有助于培养学生的自主学习能力和创新思维。因此，个性化学习在教育教学中具有重要意义。个性化学习有助于激发学生的学习兴趣。通过让学生参与制定学习目标，可以更好地了解他们的兴趣爱好和学习需求，从而为他们提供更有针对性的学习内容和方式。这种针对性的学习方式能够使学生更加主动地参与学习，提高学习的积极性和主动性，从而更好地激发他们的学习兴趣。

每个学生的学习能力和学习方式都有所不同，因此统一的学习目标和方式并不一定适合所有学生。个性化学习能够根据学生的实际情况和需求，为他们量身定制学习计划和方式，使其能够更快地掌握知识和技能，提高学习效率。个性化学习还有助于培养学生的自主学习能力和创新思维。通过让学生参与制定学习目标和计划，可以培养他们的自主学习意识和能力，使其能够更好地掌握学习的主动权，从而提高他们的学习能力和创新思维。

（二）学习过程多样化

多样化的学习过程是个性化学习的重要体现，它可以通过多种方式和资源来满足不同学生的学习偏好和需求，促进他们的全面发展。个性化学习强调根据学生的兴趣、能力和学习风格，为他们提供多样化的学习体验，以更好地激发他们的学习兴趣和提高学习效果。不同的学生具有不同的学习风格和偏好，有些学生喜欢通过阅读来学习，有些学生喜欢通过实践来学习，而有些学生则喜欢通过讨论来学习。个性化学习可以根据学生的需求，为他们提供多种学习方式，使他们能够选择最适合自己的学习方式，从而更好地掌握知识和技能。

现代科技的发展使得学习资源变得更加丰富多样，学生可以通过网络、多媒体等多种方式获取信息和知识。个性化学习可以利用这些多样化的学习资源，为学生提供更加丰富和生动的学习内容，使他们能够更加深入地理解和掌握知识。多样化的学习过程还有助于培养学生的创新能力和综合素养。通过多种学习方式和资源，可以激发学生的创新思维，培养他们的综合能力和解决问题的能力。这种多样化的学习过程可以使学生在学习中不断探索和实践，从而更好地发展其创新能力和综合素养。

（三）学习评价个性化

个性化学习的评价方式是灵活多样的，能够全面评价学生的学习成果和表现。个性化评价强调根据学生的实际情况和学习目标，采用不同的评价方式和工具，从而更准确地了解学生的学习情况，为其提供更有针对性的指导和帮助。个性化学习的评价方式可以根据学生的学习目标和需求进行调整。不同的学生学习目标和需求不同，因此评价方式也应该因人而异。个性化评价可以根据学生的实际情况，灵活选择评价方式，例如可以采用考试、作业、项目实践、口头表达等多种方式来评价学生的学习成果和表现，从而更好地了解学生的学习情况。

个性化的评价方式可以更加全面地评价学生的学习成果和表现。传统的评价方式往往只注重学生的学习成绩，而忽视了学生的综合素养和能力发展。个性化评价可以从多个方面评价学生的学习情况，包括知识掌握情况、问题解决能力、创新能力、综合素养等，从而更全面地了解学生的学习情况。个性化学习的评价方式还可以更加及时地反馈学生的学习情况。传统的评价方式往往需要等到期末才能进行，而个性化评价可以通过实时监测学生的学习情况，及时给予反馈和指导，帮助学生及时调整学习策略，提高学习效果。

（四）学习反馈及时性

个性化学习强调及时的学习反馈，帮助学生及时调整学习策略，提高学习效果。学习反馈是指教师或系统根据学生学习情况及时给予学生的评价和建议。及时的学习反馈可以让学生了解自己的学习情况，发现问题，及时调整学习策略，提高学习效果。及时的学习反馈可以帮助学生及时发现和纠正错误。在学习过程中，学生难免会出现各种错误，及时的学习反馈可以让学生及时发现错误、及时纠正，避免错误积累导致的学习困难。及时的学习反馈可以激发学生学习的积极性。学习是一个积极主动的过程，及时的学习反馈可以让学生及时了解自己的学习成绩和进步，激发学生的学习动力，增强学生对学习的兴趣，提高学生的学习效果。例如，及时得到老师的表扬和肯定，可以让学生更加努力学习，提高学习积极性。及时的学习反馈可以帮助学生及时调整学习策略，提高学习效果。不同的学生有着不同的学习特点和学习方式，及时的学习反馈可以帮助学生及时了解自己的学习情况，及时调整学习策略，选择适合自己的学习方式，提高学习效果。

三、个性化学习与人体解剖学教学的融合

（一）差异化教学设计

针对不同学生的学习需求和能力水平，设计不同难度和深度的解剖学内容和任务，满足学生个性化学习需求，是差异化教学设计的核心要素之一。解剖学作为一门基础医学科学，对医学生的专业素养和临床实践能力具有重要的影响。因此，设计差异化的教学内容和任务，有助于激发学生学习的兴趣和积极性，提高学生的学习效果和能力水平。差异化教学设计要根据学生的学习需求和能力水平确定教学内容的难度和深度。不同学生对解剖学知识的掌握程度和理解能力有所差异，一些学生可能需要更多的时间和精力来理解和掌握知识，而另一些学生可能已经掌握了一定的基础知识，可以更快地进入到深层次的学习。因此，教师在设计教学内容时，应该根据学生的实际情况，确定教学内容的难度和深度，满足不同学生的学习需求。

解剖学学习不仅仅是传授知识，更重要的是培养学生的分析和解决问题的能力。因此，在教学设计中，教师可以设计不同类型的任务，如案例分析、实验操作、讨论

研究等，以激发学生的学习兴趣，提高学生的学习效果。同时，教师还可以根据学生的学习情况，灵活调整任务的内容和难度，确保任务的完成既能够锻炼学生，又能够保证学生的学习质量。每个学生都有自己的学习特点和学习方式，教师应该根据学生的个性化需求，提供个性化的学习支持和指导。例如，对于一些学习有困难的学生，教师可以采取更多的辅导和指导措施，帮助他们克服学习障碍，提高学习效果。对于一些学习能力较强的学生，教师可以提供更多的挑战性任务，激发他们的学习动力，促进其学习能力提高。

（二）多样化教学资源

为了满足不同学生的学习方式和喜好，教师应该提供多样化的教学资源。这些资源包括文字、图片、视频等形式的教材，以及实验、实践等形式的教学活动。通过多样化的教学资源，可以激发学生的学习兴趣，提高学生的学习效果。多样化的文字教材可以帮助学生深入理解解剖学知识。文字教材是学生学习的基础，通过文字教材，学生可以系统地了解解剖学的基本概念和知识点。教师可以根据教学大纲和学生的学习需求，选择合适的文字教材，为学生提供全面、系统的解剖学知识。

多样化的图片教材可以帮助学生直观地理解解剖学结构。解剖学是一门视觉性强的学科，通过图片教材，学生可以直观地了解解剖学结构的形态和位置关系。教师可以选择高质量的图片教材，为学生提供清晰、直观的解剖学知识。多样化的视频教材可以帮助学生生动地理解解剖学知识。视频教材可以将解剖学知识呈现得更加生动、形象，有助于学生更好地理解和记忆解剖学知识。教师可以选择生动、具有教育意义的视频教材，为学生带来更好的学习体验。多样化的实验和实践活动可以帮助学生深入理解和应用解剖学知识。通过实验和实践活动，学生可以将理论知识与实际操作相结合，加深对解剖学知识的理解和记忆。教师可以设计丰富多样的实验和实践活动，让学生在实践中学习，提高学生的学习兴趣和学习效果。

（三）个性化学习评价

个性化学习评价是教育教学中的重要环节，可以帮助教师了解学生的学习情况，指导学生的学习方向，提高教学效果。个性化学习评价强调采用灵活多样的评价方式，如考试、作业、项目等，充分考虑学生的个性化学习特点，全面评价学生的学习成果。

不同学生有着不同的学习特点和学习方式，传统的考试评价方式可能无法全面反映学生的学习水平。因此，教师应该采用多样化的评价方式，如作业评价、项目评价、实验评价等，以满足不同学生的学习需求，全面评价学生的学习成果。

不同学生在解剖学学习中可能有着不同的重点和难点，因此，在评价学生的学习成果时，教师应该根据学生的学习情况，选择合适的评价内容，充分考虑学生的个性化学习特点，帮助学生更好地理解和掌握解剖学知识。个性化学习评价要注重评价标准的灵活性。评价标准应该根据学生的学习特点和学习目标进行调整，不断完善和优化评价标准，确保评价的公正性和科学性。同时，教师还应该充分倾听学生的意见和建议，及时调整评价标准，为学生提供更加个性化的学习评价。个性化学习评价要注重评价结果的反馈和指导。评价结果应该及时反馈给学生，帮助学生了解自己的学习情况，发现不足之处，及时调整学习策略。同时，教师还应该根据评价结果，为学生提供个性化的学习指导，帮助学生更好地提高学习效果。

（四）学习反馈机制

建立及时的学习反馈机制对于学生学习人体解剖学知识至关重要。学习反馈机制可以通过多种途径实现，包括课堂反馈、作业反馈、个人咨询等方式，旨在帮助教师了解学生的学习情况，及时调整教学策略，提高学生的学习效果。课堂反馈是学习反馈机制中的重要环节。教师可以通过课堂提问、小组讨论等方式，了解学生对人体解剖学知识的理解情况。同时，教师还可以根据学生的反馈，及时调整教学内容和教学方法，提高教学效果。作业反馈也是学习反馈机制中的重要组成部分。教师可以通过批改作业、给予评价等方式，及时了解学生的学习情况，发现学生的学习问题，为学生提供个性化的学习指导。同时，作业反馈还可以激发学生的学习兴趣，提高学生的学习积极性。

个人咨询也是学习反馈机制中的重要环节。学生可以通过个人咨询向教师提出问题，及时获取解答和指导。同时，教师还可以通过个人咨询了解学生的学习情况，为学生提供个性化的学习建议，帮助学生更好地学习人体解剖学知识。通过个性化学习与人体解剖学教学的融合，可以更好地满足学生的学习需求和潜能，提高教学效果，促进学生的全面发展。

第三章　新视野下的人体解剖学教学内容与课程设计

第一节　人体解剖学基础知识体系构建

人体解剖学作为医学和生物学的重要基础学科，其基础知识体系的构建至关重要。建立完整的人体解剖学基础知识体系，有助于学生全面深入地理解人体结构和功能，为后续的临床医学和科研工作打下坚实基础。

一、人体器官系统

了解每个器官系统的结构、功能、组成部分及其相互关系，以及与其他系统的联系，对于全面理解人体的结构和功能至关重要。

（一）呼吸系统

呼吸系统是人体重要的器官系统之一，主要功能是实现气体交换，让身体获得氧气，并排出二氧化碳。了解呼吸系统的结构、功能以及气体交换原理对于理解人体的生理功能和维持生命活动至关重要。鼻腔是呼吸系统的入口，具有过滤、加湿、温暖空气的功能。鼻腔内有大量的毛细血管和黏膜，可以将空气中的尘埃和微生物过滤掉，同时，通过黏液的分泌和纤毛的运动，使空气湿润、温暖。

咽喉是呼吸系统和消化系统的共同通道，包括鼻咽、口咽和喉咽三部分。咽喉的主要功能是将吞下的食物送入食道，同时，它还是声音的产生器官。气管是连接咽部和支气管的管道，其内部有多个弯曲的软骨环支撑，可以防止气管被外力压迫闭塞。气管分为左、右两支支气管，分别进入左、右肺，继而分支成支气管和细支气管。支气管是气管分支出的管道，将气体输送到肺部。支气管的末端分支成肺泡，是气体交换的地方。肺泡壁上有大量的毛细血管，氧气从肺泡进入血液，二氧化碳从血液排出到肺泡，实现气体交换。

在呼吸过程中，气体交换是通过肺泡和毛细血管之间的扩散完成的。氧气从肺泡进入毛细血管，与血液中的血红蛋白结合形成氧合血红蛋白，然后通过血液循环输送到全身各组织细胞，提供氧气。而二氧化碳则从血液中进入肺泡，经过呼出排出体外。

（二）循环系统

循环系统是人体内部的一个复杂系统，包括心脏、血管和血液等组成部分，主要功能是输送氧气和营养物质到全身各个组织和器官，同时排除代谢废物。了解循环系统的结构、功能以及血液循环的过程对于理解人体的生理功能和协调运作至关重要。心脏是循环系统的核心器官，位于胸腔中心位置，是一个中空的肌肉器官。心脏分为左右两房和左右两室，通过心房和心室之间的瓣膜分隔开来，起到防止血液逆流的作用。心脏的收缩和舒张运动推动血液流动，完成体循环和肺循环。

血管包括动脉、静脉和毛细血管。动脉将氧气和营养物质丰富的血液从心脏输送到全身各个组织和器官，而静脉将含有二氧化碳和代谢废物的血液从组织和器官输送回心脏。毛细血管连接动脉和静脉，是气体和营养物质交换的地方。血液是循环系统中的液体介质，由血浆和血细胞组成。血浆是血液的液态部分，含有水、蛋白质、营养物质、激素和废物等。血细胞包括红细胞、白细胞和血小板，分别负责携带氧气、免疫防御和止血功能。在循环过程中，心脏循环和体循环是两个重要的概念。心脏循环指的是血液在心脏内的循环过程，包括心房和心室之间的血液流动；而体循环是指血液从心脏输送到全身各个组织和器官，然后经过毛细血管和静脉返回心脏的循环过程。

（三）消化系统

消化系统是人体的重要器官系统之一，包括口腔、食管、胃、肠道和消化腺等器官，主要功能是消化食物并吸收养分。消化系统通过一系列复杂的生理过程将食物分解成小分子，使其能够被身体吸收利用。了解消化系统的结构、功能以及消化液的成分和作用对于理解人体的营养吸收和健康维护至关重要。口腔是消化系统的起始部位，包括牙齿、舌头和唾液腺等器官。牙齿主要用于咀嚼食物，使其变成小块，便于消化。舌头则帮助推动食物，使其混合唾液形成食球。唾液腺分泌唾液，其中含有淀粉酶等消化酶，有助于淀粉的消化。

食管是连接口腔和胃的管道，其主要功能是将咀嚼好的食物送入胃部。食管壁通过蠕动运动，将食物推动到胃部。胃是一个扁平的器官，位于膈下左上腹部，主要分为胃底、胃体和幽门三部分。胃的主要功能是贮存食物、分泌胃液，并将食物搅拌成半流体状，形成胃内容物。胃液中含有胃蛋白酶和胃酸等消化液，有助于蛋白质的消化。进入肠道后，食物被进一步消化和吸收。小肠是消化系统中最长的器官，包括十二指肠、空肠和回肠。十二指肠是最初接受胃内容物的部分，空肠和回肠是主要的吸收器官，其中有大量的绒毛和肠壁腺体，有助于吸收养分。

大肠主要吸收水分和电解质，将未消化的食物残渣转变成粪便，并将其排出体外。大肠的细菌群还可以合成维生素 K 和 B 族维生素。消化腺包括胰腺和肝脏。胰腺分泌胰液，其中含有多种消化酶，有助于消化食物。肝脏分泌胆汁，帮助消化脂肪，并将代谢产物转化成胆汁酸，排泄到肠道，促进脂肪消化吸收。

（四）泌尿系统

泌尿系统是人体的重要器官系统之一，包括肾脏、尿管、膀胱和尿道等器官，主要功能是排泄体内代谢废物和调节水盐平衡。泌尿系统通过肾脏过滤血液，形成尿液，然后将尿液输送至膀胱储存，并通过尿道排出体外。了解泌尿系统的结构、功能以及尿液的形成和排出过程对于理解人体的排泄功能和维持内环境稳定至关重要。肾脏是泌尿系统的核心器官，位于腰部背部，左右各一。肾脏由皮质和髓质组成，内部由肾小球、肾小管和肾单位组成。肾单位是肾脏的功能单位，包括肾小球和肾小管，主要功能是过滤血液，形成初尿。

尿液形成过程包括三个步骤：滤过、重吸收和分泌。在肾小球中，血液被过滤，大部分水、电解质和小分子物质通过滤过膜进入肾小管内，形成初尿。在肾小管中，部分水和有用物质被重吸收回到血液中，同时，一些废物和余量物质被分泌到肾小管内，形成最终尿液。尿液从肾小管流向集合管，再经过输尿管进入膀胱。膀胱是储存尿液的器官，具有高度扩张性，可以容纳不同量的尿液。当膀胱内尿液积聚到一定程度时，会产生排尿反射，尿液通过尿道排出体外。尿道是连接膀胱和外部环境的管道，男性尿道长约 20 厘米，女性尿道长约 4 厘米。尿道的主要功能是排泄尿液，男性尿道还兼有排泄精子的功能。

（五）神经系统

神经系统是人体内部控制和调节各种生理活动的重要系统，包括中枢神经系统和外周神经系统。中枢神经系统由脑和脊髓组成，是信息处理和控制中枢，负责接收、传导和处理信息。外周神经系统包括神经和神经节，负责传递信息和控制各种生理活动。了解神经系统的结构、功能以及神经传导的原理对于理解人体的感觉、运动和自主调节功能至关重要。神经系统的基本单位是神经元，它由细胞体、树突和轴突组成。神经元通过突触将信息传递给其他神经元或靶器官。神经传导的原理是通过神经元内外的离子流动产生电位差，当刺激到达时，电位差改变，导致神经冲动沿着神经元传播。中枢神经系统由脑和脊髓组成。脑分为大脑、小脑、脑干和间脑等部分，主要功能包括接收、处理和储存信息，控制各种意识和无意识的生理活动。脊髓连接脑和外周神经系统，负责传递信息和控制运动反射。

外周神经系统包括神经和神经节。神经是传递信息的纤维束，分为脑神经和脊神经。脑神经起源于脑部，主要负责头部和颈部的感觉和运动控制。脊神经起源于脊髓，负责身体其他部位的感觉和运动控制。神经节是神经细胞的集合体，起到信息处理和调节的作用。神经系统在感觉、运动和自主调节中起着重要作用。感觉功能包括视觉、听觉、触觉、味觉和嗅觉等，通过神经系统将外界刺激传递给大脑进行处理。运动功能包括意志运动和自主运动，通过神经系统控制肌肉的收缩和放松。自主调节功能包括心血管系统、呼吸系统和消化系统等的调节，通过神经系统实现自动控制。

（六）内分泌系统

内分泌系统是人体的重要调节系统之一，包括脑垂体、甲状腺、肾上腺、胰岛和性腺等内分泌腺体，主要功能是分泌激素调节机体的生理活动。这些激素通过血液循环到达靶组织，影响生长发育、代谢、生殖等多个方面的功能。了解内分泌系统的结构、功能以及激素的作用对于理解人体的生理调节和维持内环境稳定至关重要。

脑垂体是内分泌系统的主要控制中枢，分为前叶和后叶。前叶分泌多种激素，如生长激素、促甲状腺激素、促肾上腺皮质激素等，调节生长发育、代谢和应激反应。后叶释放储存在神经元中的催产素和氧化皮质素，调节水盐平衡和子宫收缩。甲状腺是一个重要的内分泌腺体，分泌甲状腺激素，调节体内能量代谢和生长发育。甲状腺激素对于机体的正常生长和发育、蛋白质合成、碳水化合物代谢和神经系统发育至关重要。肾上腺分为皮质和髓质两部分，分泌肾上腺皮质激素和肾上腺髓质激素。肾上腺皮质激素包括皮质醇和醛固酮，参与调节水盐平衡和应激反应。肾上腺髓质激素主要是肾上腺素和去甲肾上腺素，参与调节心血管系统和应激反应。胰岛是一个混合腺体，内含胰岛素和胰高血糖素两种激素。胰岛素能够降低血糖浓度，促进葡萄糖进入细胞，从而降低血糖水平。胰高血糖素则能够提高血糖浓度，促进肝糖原的分解，增加血糖水平。性腺分为男性睾丸和女性卵巢，分泌雄激素和雌激素，调节生殖系统的发育和功能，影响第二性征的发育和维持。

（七）运动系统

运动系统是人体的重要组成部分，包括骨骼系统、肌肉系统和关节系统，主要功能是支持身体结构、保护内脏器官、提供运动和保持姿势。了解运动系统的结构和功能对于理解人体的运动能力和姿势控制至关重要。骨骼系统由骨骼和骨髓组成，是人体的支架和保护器官。骨骼由多种骨头连接而成，主要包括长骨、短骨、扁骨和不规则骨。骨髓是骨骼内部的软组织，负责造血和储存脂肪。骨骼系统的主要功能是支持身体重量，保护内脏器官，提供运动支持。

肌肉系统由肌肉组成，是实现身体运动和维持姿势的关键。肌肉分为骨骼肌、平滑肌和心肌。骨骼肌连接骨骼，通过收缩产生力量，推动骨骼运动。平滑肌位于内脏器官壁中，调节器官的张力和蠕动。心肌是心脏的肌肉组织，负责心脏的收缩和舒张。关节系统是连接骨骼的结构，使得骨骼能够相对运动。关节分为滑动关节、旋转关节和球突关节等不同类型，每种类型的关节都有特定的结构和运动方式。关节由关节软骨、关节囊和关节液等组成，能够减少摩擦，保护骨头。

运动系统通过骨骼、肌肉和关节的协调运动，使人体能够完成各种复杂的运动。骨骼提供支持和保护，肌肉提供力量和动力，关节提供运动的灵活性和稳定性。了解运动系统的结构和功能，有助于我们更好地理解人体的运动能力和姿势控制，以及运动系统在维持生活中的重要作用。

二、人体器官结构

了解人体器官的结构特点对于深入理解人体的功能和生理过程至关重要。每个器官都具有独特的形态、大小、位置、组织结构、血液供应和神经支配等特点。

（一）形态和大小

在人体解剖学中，形态和大小是研究器官特征的重要方面，不同器官的形态和大小对其功能起着至关重要的作用。通过了解器官的形态和大小，我们可以更深入地理解其在人体内的作用和相互关系。心脏是人体最重要的器官之一，它呈锥形，位于胸腔中间位置，略偏向左侧。成年人的心脏大约有拳头大小，重约 250~350 克。心脏的形态和大小使其能够在胸腔中有效地泵血，将氧气和营养物质输送到全身各个组织和器官。肺部是呼吸系统的重要组成部分，肺部呈叶状，有助于增加气体交换表面积。人体的两个肺部分别位于胸腔的左右侧，与心脏相邻。肺部的形态和大小使其能够有效地进行气体交换，吸收氧气并排出二氧化碳。

肝脏是人体最大的内脏器官，位于腹腔右上部。肝脏的形状像一个楔形，重约 1.2~1.5 千克。肝脏的大小和形态使其能够有效地进行代谢、解毒和储备，对人体的新陈代谢和内环境稳定起着重要作用。此外，大脑是人体神经系统的中枢器官，呈椭圆形，位于头部颅腔内。成年人的大脑重约 1.3~1.5 千克。大脑的形态和大小使其能够控制人体的各种生理活动和行为，是人体功能的中枢。

（二）位置

器官的位置在人体内部起着至关重要的作用，它们的位置不仅与身体结构有关，还直接影响着其功能的发挥。每个器官的位置都经过精确的演化和设计，以实现其特定的功能。以下以心脏和肝脏为例，探讨器官位置与功能之间的密切关系。心脏作为泵血器官，其位于胸腔中心位置具有明显的功能优势。心脏的位置使其能够更有效地泵血到全身，保证了血液能够迅速输送氧气和营养物质到各个组织和器官，同时将代谢产物带回肺脏和肾脏进行排泄。如果心脏位于其他位置，可能会影响到其泵血效率，导致全身供血不足，进而影响身体的正常功能。

肝脏位于腹腔右上部，与消化系统紧密相连，其位置也与功能密切相关。肝脏在消化系统中的位置有助于其在消化和代谢过程中发挥重要作用。肝脏是体内最大的脏器之一，它在消化过程中分泌胆汁，帮助消化食物，同时在代谢过程中参与蛋白质、脂肪和碳水化合物的代谢，调节血糖水平，分解有毒物质，合成重要的蛋白质和胆汁酸等。肝脏位置的合理安排使其能够更有效地与消化系统中的其他器官协同工作，保证消化和代谢过程的正常进行。

（三）组织结构

人体器官的组织结构是多样且复杂的，它决定了器官的功能和特性。不同的组织结构赋予了器官不同的能力和特性，让器官能够完成其特定的生理功能。以下以肌肉组织和神经组织为例，探讨其组织结构与功能之间的密切关系。肌肉组织是由肌纤维组成的，具有明显的收缩能力。肌肉组织主要分为骨骼肌、平滑肌和心肌三种类型，它们的组织结构有所不同，但都具有收缩能力。骨骼肌由肌纤维束组成，每个肌纤维又由许多肌原纤维组成，肌原纤维内含有许多肌纤维蛋白，能够在神经冲动的控制下产生收缩。平滑肌的组织结构更为简单，呈不规则排列，具有自发性收缩能力，主要分布在内脏器官中，如消化道和血管壁。心肌是一种特殊的肌肉组织，具有自发性收缩和传导能力，是构成心脏的重要组成部分。

神经组织由神经元组成，具有传递电信号的能力。神经元是神经组织的基本单位，它具有细胞体、轴突和树突等结构。神经元之间通过突触连接，形成神经网络，能够传递和处理电信号。神经系统包括中枢神经系统和周围神经系统，中枢神经系统由大脑和脊髓组成，负责接收、处理和发送信息；周围神经系统由神经元和神经节组成，负责将信息传递到身体的各个部位。

（四）血液供应

人体器官的正常功能依赖于充足的血液供应，血液通过血管系统将氧气和营养物质输送到各个器官，同时清除代谢产物和细胞垃圾，维持了器官的正常代谢和生理活动。血液供应不足或中断会导致器官功能受损甚至器官坏死，严重威胁人体健康。血液通过动脉和静脉系统向器官提供氧气和营养物质。动脉将富含氧气的血液从心脏输送到全身各个组织和器官，为其提供氧气和营养物质，促进细胞新陈代谢。静脉则将含有代谢产物和细胞垃圾的血液从组织和器官回流至心脏，经过肺部氧合后再次进入动脉系统。这种循环系统保证了血液中氧气和营养物质的充分供应，维持了器官的正常代谢和功能。

血液通过淋巴系统清除代谢产物和细胞垃圾。淋巴系统是一个复杂的系统，它由淋巴管、淋巴结和淋巴器官组成，主要功能是收集组织间的液体和废物，经过淋巴结的过滤和清洁后，将清洁后的淋巴液回流至血液循环中。在这一过程中，淋巴系统起到了排毒和清除废物的重要作用，保证了器官和组织的清洁和正常功能。

（五）神经支配

神经系统在人体内起着至关重要的作用，通过神经元向各个器官传递信号，控制其功能和活动，使得器官能够对内外环境做出适应性反应。神经系统分为中枢神经系统和周围神经系统两大部分，中枢神经系统包括大脑和脊髓，周围神经系统包括脑神经和脊神经。神经支配的过程涉及神经元的传递和处理信息，以及神经细胞之间的相互作用，具有高度复杂性和精密性。神经系统通过感觉神经元接收外界和内部环境的信息。感觉神经元分布在皮肤、肌肉、关节、内脏器官等部位，能够感知温度、压力、疼痛等刺激，并将这些信息传递至中枢神经系统。中枢神经系统对这些信息进行处理和分析，然后通过运动神经元向相应的器官发出指令，控制其功能和活动。这种感觉–运动的神经支配方式，使得器官能够及时、准确地对外界和内部环境做出反应，保证了机体的生存和生命活动。

神经系统通过自主神经系统控制内脏器官的功能。自主神经系统分为交感神经系统和副交感神经系统，它们分别对应于机体的应激和安静状态。交感神经系统主要负责应激反应，如心率加快、血压升高等，副交感神经系统则主要负责安静状态下的生理功能，如消化、吸收等。这种自主神经系统的神经支配，使得内脏器官能够根据机体的需要做出调节，维持内部环境的稳定和平衡。通过深入了解人体器官的结构特点，可以更好地理解其功能和生理过程。这对于医学、生物学等领域的学习和研究具有重要意义。

三、人体组织学

人体组织学是人体解剖学的重要组成部分，研究人体各种组织的结构、形态和功能。学生需要了解不同组织的特点，如上皮组织、结缔组织、肌肉组织、神经组织和血管组织等，以及它们在人体中的分布和作用。

（一）上皮组织

上皮组织是人体最外层的组织之一，覆盖在体表和腔道表面，具有多种重要功能，包括保护、分泌和吸收等。根据细胞层数和形态特点的不同，上皮组织可分为简单上皮和复杂上皮，根据细胞形状的不同，可分为立方形、柱状和扁平上皮等多种类型。这些上皮组织广泛分布在人体各个部位，如皮肤、呼吸道、消化道等，发挥着重要的生理功能。

简单上皮是由单层细胞构成的，细胞形状较统一，适用于对扩散和渗透的要求不高的部位。例如，简单立方上皮主要分布在肾小管、甲状腺囊泡等处，具有分泌和吸收的功能；简单柱状上皮则主要分布在胃肠道、输精管等处，具有吸收和分泌的功能；简单扁平上皮主要分布在肺泡、血管内皮等处，具有薄弱、易扩散的特点，有利于气体和营养物质的交换。复杂上皮由多层细胞构成，分为非角化上皮和角化上皮两种类型。非角化上皮细胞层次多，细胞形态不规则，主要分布在口腔、食管等处，具有保护和分泌的功能；角化上皮细胞层次少，表层细胞角质化，逐渐脱落，主要分布在皮肤等处，具有保护的作用。

（二）结缔组织

结缔组织是人体中最丰富的组织之一，具有多种重要功能，包括支持、填充和连接组织器官等。结缔组织由胶原纤维、弹性纤维和基质组成，这些成分在整个组织中起着重要的作用。结缔组织主要分布在皮肤、肌肉、骨骼等部位，在维持身体结构和功能方面发挥着关键作用。它具有很强的拉伸强度和支撑力，能够维持组织的形态和结构。胶原纤维的特点使得结缔组织具有很好的弹性和韧性，能够承受外部压力和拉力，保护器官不受损伤。

弹性纤维是结缔组织中另一个重要的成分，它具有很好的弹性和恢复能力，能够使组织在外部受力后迅速恢复原状。弹性纤维在皮肤、血管和肺等部位特别丰富，起着支持和保护作用。除了纤维成分外，结缔组织中的基质也非常重要。基质是一种胶状物质，填充在纤维之间，起着支持和保护作用。基质中含有水分和各种营养物质，能够滋养细胞，维持组织的正常功能。

（三）肌肉组织

肌肉组织是人体中一种特殊的组织，其特点是能够收缩以产生力量和运动。肌肉组织主要分为骨骼肌、平滑肌和心肌三种类型，它们在人体内分布广泛，各自具有特定的结构和功能，协同工作以维持人体的各种生理活动和运动。骨骼肌是最为常见和熟知的肌肉组织，它连接在骨骼上，使身体能够运动。骨骼肌由肌肉纤维组成，每个肌肉纤维又由许多肌原纤维组成。在神经冲动的控制下，肌原纤维收缩，从而使整个肌肉纤维收缩，最终导致肌肉的运动。骨骼肌的主要功能是支持和移动身体，保持姿势稳定，参与各种日常活动和运动。

平滑肌分布在内脏器官中，如胃肠道、血管、呼吸道等处，控制内脏器官的收缩和舒张。平滑肌的结构较为简单，没有明显的横纹，收缩速度较慢但能持续较长时间。平滑肌的收缩和舒张受自主神经系统和激素的调节，具有很强的自动性和节律性，保持了内脏器官的正常功能。心肌是心脏的主要组成部分，具有自主收缩和传导功能。心肌细胞具有类似于骨骼肌的横纹结构，但在功能上更类似于平滑肌，具有自动性和节律性。心肌的收缩和舒张受心脏起搏细胞的控制，通过心脏传导系统调节心脏的收缩和舒张节律，保持心脏的正常跳动。

（四）神经组织

神经组织是人体内一种重要的组织，由神经元和神经胶质细胞组成，主要功能是传递和处理信息。神经组织分布在中枢神经系统（包括大脑和脊髓）和周围神经系统（包括脑神经和脊神经）中，通过神经元之间的电信号传递，控制和调节身体的各种活动和功能。神经元是神经组织中最重要的细胞类型，具有特殊的结构和功能。神经元主要由细胞体、轴突和树突组成，细胞体内含有细胞核和大量的细胞器，是神经元的代谢中心。轴突是神经元传递信息的主要部位，可以长达数米，具有传导神经冲动的能力。树突是神经元接收其他神经元传来信息的部位，具有增大接收面积的作用。

神经胶质细胞是神经组织中的另一种细胞类型，主要功能是支持和保护神经元。神经胶质细胞包括星形胶质细胞、少突胶质细胞、寡突胶质细胞和微胶质细胞等，它们与神经元密切联系，形成神经组织的结构基础，维持神经元的正常功能。神经组织的功能主要包括传递信息、控制运动和调节内脏功能。神经元通过轴突传递神经冲动，将信息从一个神经元传递到另一个神经元或靶细胞，形成神经网络，实现信息传递和处理。中枢神经系统通过对神经冲动的处理和分析，控制和调节身体的各种运动和活动。周围神经系统通过脑神经和脊神经将中枢神经系统的指令传递到全身各个部位，调节内脏功能和感觉运动。

（五）血管组织

血管组织是人体内非常重要的组织，包括动脉、静脉和毛细血管。它们构成了人体的循环系统，主要功能是输送血液、营养物质和氧气，同时清除代谢产物和二氧化碳。血管组织广泛分布于全身各个组织器官中，起着供血和排毒的重要作用。动脉是血管组织中的一种，主要功能是将氧气和营养物质从心脏输送到全身各个组织器官。动脉具有厚壁和弹性，能够承受来自心脏的高压血液，保持血液的流动。动脉的壁由内膜、中膜和外膜组成，内膜光滑，有利于血液的流动；中膜含有丰富的弹性纤维，能够使动脉具有弹性和收缩能力；外膜起着保护和支持作用。

静脉是将含二氧化碳和代谢废物的血液从全身各个组织器官输送回心脏的血管。静脉壁相对较薄，没有明显的弹性组织，但具有较大的容量，能够容纳大量的血液。静脉的壁由内膜、中膜和外膜组成，内膜较动脉内膜粗糙，有助于防止血液倒流；中膜较薄；外膜较松弛。毛细血管是动脉和静脉之间的细小血管，是血液和组织细胞之间物质交换的场所。毛细血管壁非常薄，仅由内皮细胞一层构成，有利于氧气、营养物质和代谢产物的快速交换。毛细血管的存在保证了血液能够有效地向组织器官输送氧气和营养物质，同时将代谢产物和二氧化碳带回循环系统。

四、人体解剖学的研究方法

（一）尸体解剖

尸体解剖是人体解剖学中最传统、直接的研究方法之一，通过对尸体进行解剖可以深入了解人体内部结构。尸体解剖不仅在解剖学教学中发挥着重要作用，也在医学研究和临床实践中具有重要意义。尸体解剖为医学生和医务工作者提供了深入了解人体结构的机会，为诊断和治疗提供了重要的基础。在尸体解剖中，解剖学家首先对尸体进行外部观察，了解尸体的一般情况和可能的病变。然后，通过切割和剥离组织，逐层深入解剖，依次观察和研究各个系统和器官。解剖学家会注意观察器官的形态、大小、颜色、质地等特征，以及器官之间的位置关系和连接方式。通过尸体解剖，可以直观地观察到人体内部器官的结构，如心脏、肺部、肝脏、肾脏等器官的形态和组织结构。

尸体解剖在解剖学教学中具有不可替代的作用。通过对尸体的解剖学习，医学生可以更直观地了解人体结构，掌握解剖学知识。此外，尸体解剖也为医学研究提供了重要的实验材料。通过对尸体的解剖研究，可以深入了解人体结构与功能之间的关系，揭示疾病的发生机制，为临床诊断和治疗提供理论基础。尸体解剖虽然在医学教育和研究中有着重要作用，但也受到伦理和法律的限制。解剖学家和医务工作者在进行尸体解剖时必须遵守相关的法律法规和伦理规范，保护尸体的尊严和隐私。同时，尸体解剖也需要遵循严格的操作规程，确保解剖过程安全可靠。

（二）组织学观察

组织学观察是一种通过显微镜观察和研究组织和细胞结构的方法。这种方法可以深入了解人体各种组织的微观结构和功能，对于研究细胞组织学、病理学等领域具有重要意义。在解剖学教学和医学研究中，组织学观察是一种非常常用且有效的研究方法，可以帮助我们更深入地了解人体结构和功能。在组织学观察中，首先需要获取待研究组织的标本。这些标本可以是活体组织的切片，也可以是已经固定和染色的组织标本。接下来，通过显微镜放大观察这些组织切片，可以看到组织的细胞结构、器官的排列方式、细胞间的连接方式等细节。通过观察这些细节，可以了解组织的结构和功能。

组织学观察在医学领域有着广泛的应用。在病理学中，组织学观察可以帮助医生诊断疾病，了解病变的性质和范围。在解剖学教学中，组织学观察可以帮助学生更深入地理解人体结构和功能的关系。在生物学研究中，组织学观察可以帮助研究人员了解细胞的结构和功能，揭示生命活动的规律。

（三）影像学

影像学是一种非侵入性的研究方法，通过利用不同的影像技术可以获取人体内部结构的清晰图像，有助于研究人体器官的位置、形态和功能。影像学技术包括 X 线、

CT 扫描、MRI 等，这些技术在临床诊断和医学研究中有着广泛的应用。X 线可以穿透人体组织，并在 X 射线胶片或数字影像上形成图像。X 线适用于检查骨骼和硬组织，如骨折、肿瘤等。由于 X 线穿透力较强，因此在使用时需要注意减少辐射对人体的影响。

CT 扫描（Computed Tomography，计算机断层扫描）是一种利用 X 射线和计算机技术生成人体横断面图像的影像学技术。CT 扫描可以提供更详细的图像，用于检查器官的形态和结构，如头部、胸部、腹部等部位的病变。CT 扫描广泛应用于临床诊断和疾病监测。

MRI（Magnetic Resonance Imaging，磁共振成像）是一种利用磁场和无害的无线电波生成高清晰度图像的影像学技术。MRI 对软组织的显示效果更好，对于检查脑部、脊柱、关节等部位的病变有很高的诊断价值。由于 MRI 不使用 X 射线，因此对患者相对安全。影像学技术还包括超声波（ultrasound）等技术。超声波是利用高频声波来生成人体内部结构的图像，适用于检查孕妇、腹部等部位的情况。

（四）计算机辅助解剖学

计算机辅助解剖学是一种利用计算机技术对解剖学知识进行建模、模拟和可视化的方法。这种方法通过数字化的手段，将人体结构和功能呈现在计算机界面上，使得学习者和研究者可以更直观、深入地了解人体解剖学知识。计算机辅助解剖学可以通过三维建模技术对人体结构进行模拟。通过三维建模，可以呈现出人体各个器官和组织的立体结构，使得学习者可以从多个角度观察和理解人体结构，有助于加深对解剖学知识的理解。

计算机辅助解剖学可以通过虚拟实境技术提供沉浸式的学习体验。学习者可以通过虚拟现实设备，如头戴式显示器，进入虚拟的解剖空间，与人体结构进行互动，深入了解人体内部结构和功能。另外，计算机辅助解剖学还可以结合仿真技术，模拟解剖手术和临床操作。通过模拟解剖手术，可以让医学生在没有真实患者的情况下进行实践操作，提高其实践能力和操作技能。除了教学应用外，计算机辅助解剖学还在医学研究中发挥着重要作用。研究人员可以利用计算机模拟技术，研究人体结构和功能之间的关系，探索疾病的发生机制和治疗方法。

（五）功能性解剖学

功能性解剖学是研究人体结构与功能之间相互关系的学科。它关注人体各个器官和组织的结构是如何决定其功能的，以及在生理和病理状态下这些功能如何发挥和受到影响。功能性解剖学不仅仅关注器官和组织的形态和结构，更重要的是会探讨它们的功能特点、协调配合关系以及与其他器官系统之间的相互作用。通过功能性解剖学的研究，我们可以更深入地理解人体的运动机制。例如，骨骼肌的结构特点决定了它们的收缩能力，而关节的结构和稳定性影响了运动的顺畅性和范围。另外，神经系统的作用也是至关重要的，它传递信号控制肌肉的收缩和放松，协调运动的执行。

功能性解剖学还可以帮助我们理解人体的感觉机制。感觉器官如皮肤、眼睛、耳朵等的结构和位置决定了它们对外界刺激的感知能力。神经系统在感觉传递中的作用也是不可或缺的，它将感觉信息传递到大脑进行处理和解读，从而产生对外界环境的感知。在生理功能方面，功能性解剖学研究了器官和组织在生理过程中的作用和调节机制。例如，消化系统的结构特点决定了其对食物的消化和吸收功能，而内分泌系统则通过释放激素调节体内的代谢和平衡。建立完整的人体解剖学基础知识体系是学习和研究人体解剖学的基础。通过深入学习人体器官系统、器官结构、人体组织学、基本术语和研究方法等内容，学生可以全面深入地理解人体结构和功能，为将来的临床医学和科研工作奠定坚实基础。

第二节　人体解剖学实践课程设计与实验教学

一、人体解剖学实践课程设计

人体解剖学实践课程设计是医学生和相关专业学生学习人体结构和功能的重要环节。这一部分的设计需要充分考虑到学生的学习需求、教学目标以及教学资源等方面，以确保学生能够有效地理解和掌握人体解剖学知识。

（一）教学目标设定

在人体解剖学实践课程设计中，教学目标的设定是整个教学活动的基础和核心。

首先，我们需要明确课程的主要教学目标，这包括但不限于使学生掌握人体各系统的结构与功能、理解人体器官的位置与相互关系等。这些目标旨在培养学生对人体解剖学知识的全面理解与掌握，为其未来的临床实践和科研工作奠定坚实基础。在设定教学目标时，我们需要充分考虑学生的学习需求。不同层次和不同背景的学生可能存在着不同的学习需求，因此需要进行细致的分析和调研。通过了解学生的先前知识水平、学习习惯、学科兴趣等方面的信息，可以更准确地确定教学目标，确保教学的针对性和有效性。

我们也需要针对课程设计的重点和难点进行深入分析。人体解剖学作为一门复杂的学科，涉及大量的解剖结构和生理功能，其中某些内容可能对学生来说较为困难或容易混淆。因此，在设定教学目标时，需要特别关注这些重点和难点，以便有针对性地进行教学。通过针对性的教学方法和策略，可以帮助学生克服困难，加深对知识的理解和掌握。

（二）课程内容安排

课程内容安排在人体解剖学实践课程设计中具有至关重要的作用。为了达到教学目标，我们需要根据学科的特点和学生的学习需求，合理地安排课程内容。首先，我们将重点关注人体各系统的解剖结构，包括骨骼系统、肌肉系统、神经系统、循环系统等。通过系统性地介绍各个系统的结构组成、功能特点和相互关系，可以帮助学生建立起全面而清晰的人体解剖学知识体系。除了解剖结构外，我们还需要关注解剖平面与方向的理解。人体解剖学涉及大量的解剖术语和描述方法，学生需要掌握各种解剖平面和方向，以便准确地描述人体结构的位置和相互关系。因此，在课程内容安排中，我们需要特别强调解剖平面与方向的理解和应用，通过实例和练习加深学生对解剖术语的理解和掌握。

课程内容安排还需要充分结合临床案例或实际应用。人体解剖学不仅仅是一门理论学科，更是医学和临床实践的基础。因此，我们需要通过临床案例或实际应用来加强学生对知识的理解和应用能力。通过讲解真实的临床案例或模拟实际的医疗情境，可以帮助学生将理论知识与实践相结合，加深对知识的理解和印象，提高解决问题的能力和实践能力。

（三）教学方法选择

教学方法选择是教学设计中至关重要的一环。在教学过程中，结合理论讲解和实践操作是十分必要的，因为这能够让学生更好地理解理论知识，并将其应用于实际操作中。因此，采用多种教学方法是至关重要的，包括但不限于讲授、示范、实验和模型展示等。讲授是传授理论知识的重要途径。通过系统的讲解，可以帮助学生建立起对知识体系的整体认识，理清思路，把握重点。同时，为了提高学生的学习兴趣和参与度，我们可以结合案例分析、故事讲述等方式，生动有趣地呈现知识，激发学生的学习兴趣。

示范是让学生直观地感受和学习操作技能的重要手段。通过教师或者其他学生的示范，学生可以清晰地了解操作步骤和技巧，加深对知识的理解。同时，示范也可以激发学生的学习兴趣，提高他们的参与度。

实验是培养学生实践能力和创新精神的有效方式。通过实验，学生可以将所学知识应用到具体情境中，加深对知识的理解，并培养解决问题的能力。此外，实验还可以激发学生的好奇心和求知欲，提高他们的学习动力。

通过模型展示，可以将抽象的知识具象化，让学生更直观地理解和接受知识。模型展示可以是实物模型，也可以是数字模型，比如利用虚拟解剖软件等现代教育技术手段，来展示生物结构、化学反应等内容，使学生对知识有更加深入的认识。为了进一步提高教学效果，我们还可以运用现代教育技术手段，如虚拟解剖软件、多媒体课件等。这些技术手段可以生动直观地展示知识，激发学生的学习兴趣，并且能够根据学生的学习进度和理解程度进行个性化的辅助教学，提高教学的针对性和有效性。

（四）实践环节设计

在现代教育中，实践环节被视为至关重要的一环，特别是在涉及人体结构的学科中。通过实际操作，学生能够更加深入地理解理论知识，培养动手能力和团队合作意识。因此，设计一个安全有效的实践环节至关重要。为了确保实践环节的安全性，我们需要严格遵守实验室安全规定。学生必须穿戴适当的实验室服装和个人防护装备，如实验手套和护目镜，以防止意外事件的发生。我们需要提供必要的实验器材和材料，确保学生能够顺利地完成实验，并将理论知识与实际操作相结合。我们也需要指导学生正确操作实验设备，教导他们如何正确处理实验材料，避免可能的危险和意外。另外，为了提高实践环节的有效性，我们可以设计一些具有挑战性和启发性的实验任务，激发学生的学习兴趣，并促进他们的思维能力和创新能力的发展。通过分组合作的方式进行实践活动，可以培养学生的团队合作意识和沟通能力，让他们学会如何与他人合作，共同完成一项任务。一个安全有效的实践环节设计不仅可以帮助学生加深对人体结构的认识，还可以培养他们的动手能力和团队合作意识，为他们未来的学习和工作打下良好的基础。

（五）评价与反馈机制

在教育中，评价与反馈机制是促进学生学习和成长的重要环节。设计合适的评价方式对于全面评估学生对知识的掌握情况至关重要。首先，考试是一种常见的评价方式，通过考试可以检验学生对课程内容的理解程度和掌握程度。可以设置不同形式的考试，如选择题、填空题、解答题等，以全面评估学生的学习情况。其次，实验报告也是一种重要的评价方式。学生通过实验操作并撰写实验报告，可以展现他们对实验过程的理解和分析能力，同时也能够检验其科学实验能力和数据处理能力。最后，小组讨论是促进学生思维碰撞和知识交流的有效方式。通过小组讨论，可以激发学生的学习兴趣，促进他们彼此之间的交流与合作，从而更好地理解和掌握课程内容。

对于评价与反馈机制的建立，及时的反馈对于学生的学习至关重要。教师可以通过批改作业、回答学生提出的问题、定期组织答疑等方式提供及时的反馈。同时，还可以利用在线学习平台或者课堂反馈工具，及时了解学生的学习情况，发现问题并及时进行纠正和指导。此外，教师还可以定期组织学生进行自我评价和同伴评价，让学生对自己的学习情况进行深入的反思，发现问题并及时进行调整和提高。通过建立有效的评价与反馈机制，可以促进学生的持续进步，提高他们的学习积极性和学习效果，为其未来的学习和发展打下良好的基础。

二、人体解剖学实验教学

人体解剖学实验教学是人体解剖学课程的重要组成部分，通过实践操作加深学生对人体结构的理解，培养其动手能力和实验技能。

（一）实验内容选择

为了实现课程目标和教学大纲的有效对接，我们需要精心选择与课程内容相符的实验项目。在人体结构学科中，实验内容的选择至关重要，它应该直接与课程的理论知识相衔接，帮助学生更深入地理解人体结构的组织和器官。一个重要的实验项目是人体器官的解剖。通过解剖实验，学生可以直观地观察到人体各个器官的结构和位置，从而更好地理解器官之间的关系和功能。比如，可以进行心脏、肺部、肝脏等重要器官的解剖实验，让学生亲自操作解剖工具，观察器官的内部结构，探索器官功能的相关知识。

通过观察组织学切片，学生可以了解人体各种组织的微观结构和特点，比如上皮组织、结缔组织、肌肉组织等。可以选择一些常见的组织学切片，如皮肤切片、肌肉切片、神经组织切片等，让学生在显微镜下观察组织的细胞构成和排列方式，进一步认识组织的功能和特点。在确定实验内容时，需要根据学生的学习水平和实践能力，适当调整实验的难度和复杂度。对于初学者，可以选择一些基础的实验项目，让他们逐步熟悉实验操作流程和技术要求；对于高年级学生或者有一定实践经验的学生，可以增加一些挑战性的实验内容，激发他们的学习兴趣和探索欲望。

（二）实验器材准备

在进行实验教学时，实验器材的准备是确保实验顺利进行和学生安全的重要环节。首先，必须确保实验器材齐全，并且符合实验需要。针对人体结构学科的实验，例如解剖实验，必须配备足够数量和质量良好的解剖刀具，以确保学生能够顺利进行解剖操作。此外，还需要准备解剖模型，这些模型可以是人体器官的塑料模型或者虚拟模型，用于辅助学生理解器官结构和位置。

除了解剖实验所需的器材之外，还需要提供显微镜等设备，用于观察组织学切片等实验内容。显微镜的选择应当考虑清晰度、放大倍数等因素，以便学生能够观察到细胞和组织的微观结构。此外，为了保障实验教学的安全性，所有实验器材都必须符合相关的安全标准，并且定期进行检查和维护。特别是对于解剖刀具等锋利的器具，必须保持锋利，并妥善存放，以免造成意外伤害。

维护和管理实验器材对于提高实验教学的效率和效果至关重要。学校或实验室应建立健全的器材管理制度，明确责任人员，并定期对器材进行清点、清洁和维护。通过这样的措施，可以确保实验器材的长期可用性，避免因器材损坏或缺乏而影响实验教学的正常开展。综上所述，充分准备和维护实验器材，是保障实验教学质量和学生安全的关键步骤。

（三）实验操作指导

为了确保实验操作的顺利进行，并最大限度地帮助学生获得有效的实验体验，我们需要提供详细的实验操作指导。操作指导应该包括清晰的操作步骤。每一步操作都需要详细说明，以确保学生能够按照正确的顺序进行实验。例如，对于解剖实验，操作指导应包括从准备工作到解剖过程的所有步骤，如准备解剖刀具、处理解剖样本、进行解剖操作等。操作指导还应包括注意事项和安全提示。这些提示可以帮助学生避免在实验过程中出现意外情况，并保护他们的人身安全。例如，提醒学生在使用解剖刀具时要小心操作，避免刀具滑落造成伤害；同时也提醒学生在实验过程中要保持实验环境的整洁和安静，以确保实验的顺利进行。此外，我们还应鼓励学生积极参与实验过程，并提出问题和思考。通过参与实验，学生不仅可以巩固所学知识，还可以培养解决问题的能力和创新思维。因此，在实验指导中，我们可以设置一些引导性问题，激发学生的思考，并促进他们的学习交流和互动。综上所述，提供详细的实验操作指导是保证实验教学质量和效果的关键步骤，可以帮助学生正确进行实验操作，并促进他们的学习交流和互动。

（四）实验数据记录与分析

在进行实验过程中，实验数据记录与分析是至关重要的环节。通过记录数据和观察结果，学生不仅可以加深对实验内容的理解，还能够培养科学实验的能力和思维方式。我们需要引导学生学会如何记录实验数据和观察结果。记录应该准确、详细，包括所用材料、操作步骤、实验结果等信息。同时，我们也要教会学生如何利用合适的图表、表格等形式来呈现数据，以便后续的分析和总结。学生需要学会如何进行数据分析和总结。他们应该能够根据实验结果，发现其中的规律和特点，提出合理的解释和结论。在数据分析过程中，教师可以通过指导和引导，帮助学生理清思路，找出问题所在，并引导他们进行进一步的思考和探索。教师可以通过实验报告等形式对学生的实验结果进行评价和指导。对于优秀的实验报告，可以给予肯定和表扬，同时指出其中的不足之处，并提出改进意见。通过及时的反馈和指导，可以帮助学生更好地理解实验原理，提高实验技能和科研能力。综上所述，实验数据记录与分析是培养学生科学实验能力和思维方式的重要环节，通过引导和指导，可以帮助学生更好地进行实验，提高实验技能和科研水平。

（五）实验安全与环境保护

实验安全与环境保护是实验教学中不可或缺的重要环节。我们必须高度重视实验安全，严格遵守实验操作规程。在进行实验前，应对学生进行详细的安全培训，让他们了解实验操作中可能存在的危险和风险，并掌握正确的安全操作方法。教师应当监督学生的实验操作，确保他们严格按照规程进行，避免发生意外事故。另外，实验室环境的安全管理也是至关重要的。实验室应配备必要的安全设施，如灭火器、安全淋浴器等，并定期进行安全检查和维护，保证实验环境的安全性和整洁度。

实验过程中产生的废液、废气等应按照规定进行分类、储存和处理，以防止对环境造成污染。教师应向学生宣传环境保护知识，引导他们养成良好的环保习惯。此外，还应鼓励学生在实验中尽量减少资源消耗，提倡资源的节约和循环利用。例如，可以选择可重复使用的实验器材和材料，避免不必要的浪费。通过这些举措，我们可以促进可持续发展，为未来的环境健康和可持续发展作出贡献。

第三节　人体解剖学临床应用课程设计与案例教学

人体解剖学临床应用课程设计与案例教学是医学教育中至关重要的一部分，它旨在帮助医学生理解人体结构与功能之间的关系，并将解剖知识应用于临床实践中。以下将分别探讨人体解剖学临床应用课程设计和人体解剖学临床案例教学两个方面。

一、人体解剖学临床应用课程设计

人体解剖学临床应用课程设计的关键是将解剖学知识与临床实践相结合，以培养学生将所学知识应用于临床场景的能力。

（一）整合解剖学知识和临床实践

将解剖学知识与临床实践紧密结合起来是一项重要而富有挑战性的任务。这需要课程设计者深入思考如何有效地将这两个领域相互交织，以促进学生对解剖学知识在临床实践中的应用。首先，我们需要认识到解剖学知识是医学生职业生涯的基石，而临床实践则是将这些知识应用于实际医疗场景的关键。因此，整合这两者不仅仅是将解剖学作为理论学科教授给学生，而是要让他们在临床环境中亲身体验解剖学知识的价值。

通过具体的病例，学生可以将他们所学的解剖知识与实际疾病相联系，了解解剖结构与疾病之间的关系。例如，通过分析某患者的病史、临床表现以及影像学检查结果，学生可以追溯到相关解剖结构的位置、功能和可能的异常变化。这样的案例分析不仅可以加深学生对解剖学的理解，还可以帮助他们培养临床思维，学会将理论知识应用到实际问题中去。

临床观察也是整合解剖学知识和临床实践的重要环节。在医学院实习或临床轮转期间，学生有机会亲自参与临床工作，观察医疗团队如何应用解剖学知识进行诊断和治疗。通过观察临床医生与患者的交流、检查和操作过程，学生可以更加直观地理解解剖学知识在实际临床操作中的应用。例如，在手术室观察一次开颅手术，学生不仅可以看到解剖学知识在手术过程中的实际运用，还可以了解手术步骤与解剖结构的对应关系。

（二）交叉学科教学

在医学教育中，融合不同学科的知识是培养学生全面理解解剖学知识在临床上应用的关键。解剖学、生理学和病理学等学科相辅相成，共同构建了对人体结构与功能的完整认识。通过交叉学科教学，学生可以更好地理解解剖学知识在临床实践中的应用，提高其综合医学素养。解剖学知识为学生提供了人体结构的基础。通过解剖学的学习，学生可以了解人体各个器官的位置、形态和结构，以及它们之间的相互关系。例如，他们可以学习到心脏的解剖结构，包括心脏的四个腔室、瓣膜和心血管的分布。这些基础知识为后续的临床实践提供了重要的支持。

生理学研究人体各个器官和系统的功能及其调节机制。通过生理学的学习，学生可以了解到心脏的收缩和舒张是如何产生心脏循环的，以及血管的收缩和舒张是如何调节血压的。这些知识有助于学生将解剖学知识与临床实践相结合，理解不同病理情况下人体功能的变化。病理学知识为学生提供了疾病发生和发展的机制。病理学研究疾病的形成原因、病理变化和临床表现。通过病理学的学习，学生可以了解到心肌梗死是冠状动脉阻塞导致心肌缺血坏死所致，以及癌细胞是如何发生、生长和扩散的。这些知识使学生能够将解剖学知识与疾病的发生机制联系起来，进一步理解解剖学在临床实践中的应用。

（三）实践性教学

实践性教学是解剖学教育中不可或缺的一环，其重要性不言而喻。通过实践性教学，学生有机会亲自操作，深入实践，从而加深对解剖学知识的理解。其中，解剖实验是实践性教学的重要组成部分之一。在解剖实验中，学生可以通过观察和操作真实的解剖标本，直观地了解人体内部结构，增强对解剖学知识的记忆和理解。通过实践操作，学生可以更直观地了解人体结构与功能的关系，提高对解剖学知识的掌握程度。在临床技能训练中，学生可以学习和掌握临床解剖学技能，如手术操作技能、诊断技能等。通过模拟真实临床环境，学生可以更好地理解解剖学知识在临床实践中的应用，培养他们的临床实践能力。同时，临床技能训练也可以提高学生的操作技能和团队协作能力，为将来的临床工作打下良好的基础。

（四）临床案例讨论

在解剖学教育中，临床案例讨论是一种非常有效的教学方法。通过安排临床案例讨论环节，可以帮助学生将解剖学知识应用到实际临床问题中，培养他们的临床思维和解决问题能力。在临床案例讨论中，学生需要分析真实的临床案例，结合自己所学的解剖学知识，提出解决问题的方法和建议。通过这种方式，不仅可以加深学生对解剖学知识的理解，还可以培养他们的分析和判断能力，提高他们解决实际临床问题的能力。

临床案例讨论还可以帮助学生将理论知识与实际应用相结合。在解剖学教育中，学生学习的不仅是人体结构的知识，还包括人体结构与功能之间的关系，以及解剖学知识在临床实践中的应用。通过临床案例讨论，学生可以将所学的解剖学知识与实际临床问题相结合，更好地理解解剖学知识的实际意义，提高学习效果。此外，临床案例讨论还可以促进学生之间的交流与合作。在临床案例讨论中，学生需要分组讨论，并共同分析和解决临床问题。通过与同学的讨论和合作，学生可以从不同的角度思考问题，学习借鉴他人的经验和见解，提高自己的学习效果。

（五）跨学科团队合作

通过模拟临床团队合作的情景，可以帮助学生了解各个专业在解剖学领域中的角色和责任，培养他们的团队合作意识。在跨学科团队合作中，不同专业的学生可以共同参与解剖学教学活动，互相交流、学习，共同探讨解决问题的方法，从而提高解剖学教学的效果。

在跨学科团队合作中，学生可以扮演不同的角色，如医生、护士、放射技师等，模拟真实临床环境，共同分析和解决临床问题。通过这种方式，学生可以更好地理解各个专业在解剖学教育中的重要性，增强对跨学科合作的认识和理解。同时，跨学科团队合作还可以培养学生的团队合作意识，提高他们的团队合作能力，为将来的临床工作做好准备。此外，跨学科团队合作还可以促进不同专业之间的交流与合作。在解剖学教育中，不同专业的学生通常只在各自的专业课程中接触到解剖学知识，很少有机会与其他专业的学生进行交流与合作。通过跨学科团队合作，学生可以与其他专业的学生进行交流与合作，了解不同专业的视角和思维方式，拓展自己的知识面，提高自己的综合能力。

二、人体解剖学临床案例教学

人体解剖学临床案例教学是通过具体的临床案例来教授解剖学知识，帮助学生将解剖学理论应用到实际临床问题中。

（一）选择典型案例

在解剖学教育中，选择具有代表性和典型性的临床案例进行讨论和分析，是一种非常有效的教学方法。这些案例涵盖了不同的系统和病理情况，能够展示解剖学知识在不同临床情境下的应用，帮助学生更好地理解和掌握解剖学知识。举例来说，可以选择一个涉及心血管系统的案例。这个案例可以涵盖心脏、血管等结构，讨论某种心血管疾病的临床表现、诊断方法以及治疗方案。通过分析这个案例，学生可以了解心血管系统的结构和功能，以及解剖学知识在心血管疾病诊断和治疗中的应用。还可以选择一个涉及消化系统的案例。这个案例可以涵盖食道、胃、肠道等结构，讨论某种消化系统疾病的临床表现、诊断方法以及治疗方案。通过分析这个案例，学生可以了解消化系统的结构和功能，以及解剖学知识在消化系统疾病诊断和治疗中的应用。还可以选择一个涉及神经系统的案例。这个案例可以涵盖大脑、脊髓、神经等结构，讨论某种神经系统疾病的临床表现、诊断方法以及治疗方案。通过分析这个案例，学生可以了解神经系统的结构和功能，以及解剖学知识在神经系统疾病诊断和治疗中的应用。

（二）案例分析与讨论

在解剖学教育中，通过案例分析与讨论可以帮助学生将解剖学知识应用到实际临床情境中，从而加深对解剖学知识的理解。通过案例分析，学生可以了解患者的病情、临床表现以及与之相关的解剖学知识，进一步探讨诊断和治疗方案，从而提高他们的综合能力和解决问题的能力。举例来说，可以选择一个涉及心脏疾病的案例进行分析与讨论。学生通过分析该案例可以了解患者的心脏病情、临床表现以及与之相关的心脏解剖学知识，比如心脏结构、功能等。在讨论诊断和治疗方案时，学生需要结合自己的解剖学知识，提出合理的诊断和治疗建议，从而加深对心脏解剖学知识的理解。另外，还可以选择一个涉及消化系统疾病的案例进行分析与讨论。通过分析该案例，学生可以了解患者的消化系统疾病情况、临床表现以及与之相关的消化系统解剖学知识，比如食道、胃、肠道等结构。在讨论诊断和治疗方案时，学生需要结合自己的解剖学知识，提出合理的诊断和治疗建议，加深对消化系统解剖学知识的理解。通过案例分析与讨论，学生不仅可以将解剖学知识应用到实际临床情境中，还可以提高他们的分析和解决问题的能力，培养他们的团队合作意识，提高他们的学习效果。

（三）模拟临床环境

模拟临床环境在医学教育中扮演着重要角色。通过使用真实标本、影像资料等模拟工具，学生能够更直观地感受到临床工作的真实性，这对于培养学生在未来临床环境中的应变能力至关重要。这种教学方法不仅可以让学生在安全的环境中进行实践，还能够帮助他们更好地理解和应用理论知识。在模拟的临床环境中，学生可以通过观察、操作标本来学习疾病的病理变化和解剖结构，这有助于加深他们对医学知识的理解。此外，使用影像资料模拟临床检查过程，可以让学生了解常见疾病的诊断方法和技巧，提高他们的临床思维能力和判断能力。模拟临床环境还可以让学生在实践中学习团队合作和沟通技巧。在临床工作中，医生往往需要与其他医护人员密切合作，及时交流病情信息。通过模拟临床环境，学生可以模拟真实的工作场景，学习如何与团队成员合作，有效地传递信息，提高工作效率。

（四）培养临床思维

学生在学习医学知识的过程中，应该从解剖学的角度思考临床问题，理解病理情况与解剖学结构之间的关系。这种思维方式不仅可以帮助学生更好地理解疾病的发生发展机制，还可以培养其临床思维和解决问题能力。解剖学是医学的基础学科，它研究人体各器官的结构、形态和位置关系。通过深入学习解剖学，学生可以了解人体器官的结构和功能，为理解疾病的发生发展奠定基础。在临床实践中，医生需要根据患者的症状和体征来判断疾病的可能性，并制定相应的诊疗方案。如果学生能够从解剖学的角度思考临床问题，就可以更准确地判断疾病的类型和程度，提高诊疗的准确性和效率。此外，培养临床思维还可以帮助学生锻炼解决问题能力。在医学实践中，医生经常面临各种复杂的临床问题，需要通过分析、推理和判断来解决。如果学生能够从解剖学的角度出发，理解病理情况与解剖学结构之间的关系，就可以更好地分析和解决临床问题，提高自己的解决问题能力。

（五）教师引导与反馈

在案例教学过程中，教师的引导和反馈起着至关重要的作用。教师不仅需要扮演引导者的角色，还需要及时给予学生反馈，引导他们正确理解解剖学知识，并将其应用到临床实践中。只有这样，学生才能够更好地掌握知识，提高临床思维和解决问题能力。作为引导者，教师应该根据学生的实际情况和学习进度，有针对性地选择案例，引导学生思考和讨论。通过案例分析，学生可以将理论知识与实际案例相结合，更好地理解解剖学知识的实际应用。教师还应该根据学生的表现，及时给予肯定和鼓励，激发他们学习的兴趣和积极性。

在给予学生反馈时，教师应该及时准确地指出学生的错误和不足之处，并给予合理的建议和指导。通过反馈，学生可以及时纠正错误，提高学习效果。教师还可以根据学生的反馈情况调整教学方法和内容，更好地满足学生的学习需求。人体解剖学临床应用课程设计与案例教学是医学教育中重要的教学内容，通过合理设计课程结构和选择典型案例，可以有效地促进学生对解剖学知识的理解和应用，为其未来的临床工作打下坚实的基础。

第四节　跨学科人体解剖学课程设计与整合

一、跨学科人体解剖学课程设计

跨学科人体解剖学课程设计旨在结合不同学科的知识和方法，构建全面而深入的人体解剖学学习体系，以促进学生对人体结构和功能的整体理解。设计跨学科人体解剖学课程需要考虑以下几个方面。

（一）学科融合

学科融合是跨学科人体解剖学课程设计的核心要素之一，它通过将生物学、医学、生理学、运动科学等相关学科的知识有机融合，构建起了完整而深入的人体解剖学学科体系。这种融合不仅仅是简单地将各学科的知识堆砌在一起，而是通过深入挖掘各学科之间的内在联系和相互作用，使得学生在学习过程中能够全面、系统地理解人体结构和功能。生物学作为人体解剖学的基础学科之一，为学生提供了关于人体细胞、组织和器官的基本知识。生物学的细胞学和组织学内容为学生理解人体解剖结构的微观构造提供了基础，而生物学的遗传学内容则使学生能够理解人体结构和功能的遗传基础，从而更好地理解人体的发育和遗传规律。

医学是人体解剖学的应用学科，它将人体解剖学的知识与医学临床实践相结合，使学生能够了解人体解剖结构与疾病的关系。通过学习医学，学生不仅能够理解人体解剖结构的正常功能，还能够了解各种疾病对人体结构和功能的影响，从而更好地掌握人体解剖学的知识。生理学是人体解剖学的另一重要基础学科，它研究人体各器官和系统的生物学功能及其调节机制。通过学习生理学，学生能够了解人体解剖结构的生理功能，从而更好地理解人体的生命活动过程。运动科学是人体解剖学的应用学科之一，它研究人体运动的生理和生物力学特性。通过学习运动科学，学生不仅能够了解人体各部位的解剖结构在运动中的作用，还能够了解各种运动对人体结构和功能的影响，从而更好地掌握人体解剖学的知识。

（二）教学目标

设定跨学科人体解剖学课程的教学目标是为了全面培养学生的知识、能力和素养，旨在提高学生的跨学科综合素质。这一目标的实现需要从几个方面进行考虑和规划：课程的知识目标是让学生全面掌握人体解剖学的基本理论和实践知识，包括人体各系统的解剖结构、生理功能及其相互关系。通过系统学习，学生能够理解人体结构与功能的基本原理，为进一步深入学习和研究奠定基础。

课程的能力目标是培养学生的跨学科综合能力，包括跨学科的思维能力、解决问题的能力、团队合作能力等。通过课程设计，学生将学会运用跨学科的知识和方法，分析和解决复杂的问题，提高综合素质。

课程的素养目标是培养学生具有良好的人文素养、社会责任感和创新意识。通过课程学习，学生将了解人体结构和功能与人类文化、社会生活的关系，提高对人类身体健康的关注和责任感，培养创新意识和实践能力。为了实现以上教学目标，需要采取多种教学方法和手段，如讲授、实验、案例分析、讨论、实践操作等，激发学生的学习兴趣，提高学习效果。同时，建立完善的评价体系，及时评价学生的学习情况，调整教学策略，确保教学目标的达成。

（三）课程内容

课程内容的确定是跨学科人体解剖学课程设计的重要环节，它需要根据学科融合的原则，确定包括人体各系统的解剖结构、生理功能及其相互关系等内容。这些内容旨在为学生提供全面、系统的人体解剖学知识，帮助他们深入理解人体结构和功能的复杂性。课程内容应包括人体各系统的解剖结构。这包括运动系统、消化系统、呼吸系统、泌尿系统、生殖系统、脉管系统、感觉器官、神经系统、内分泌系统等各个系统的解剖结构。学生需要了解每个系统的组成部分、结构特点以及相互之间的联系和作用，从而建立起对人体结构整体的认识。

学生需要了解每个系统的生理功能，包括运动系统的支撑、保护和运动功能、呼吸系统的呼吸作用，消化系统的消化吸收作用，泌尿系统的排泄作用，内分泌系统的调节作用，神经系统的传导和调节作用，感觉器官的感觉作用等。通过对生理功能的学习，学生能够理解人体结构与功能之间的密切联系，为进一步学习和研究奠定基础。学生需要了解各个系统之间的相互联系和相互作用，包括解剖结构上的联系和生理功能上的联系。例如，运动系统和神经系统的协调作用、循环系统与呼吸系统的协调作用、消化系统与泌尿系统的协调作用等。通过对系统之间相互关系的学习，学生能够更加全面地理解人体结构和功能的复杂性，为日后的学习和研究奠定基础。

（四）教学方法

跨学科人体解剖学课程的教学方法应多样化，包括讲授、实验、案例分析、讨论等，以激发学生的学习兴趣，提高学习效果。这些教学方法的选择和运用应根据课程内容和教学目标的要求灵活运用，使学生在学习过程中能够全面、深入地理解人体解剖学知识。讲授是传授知识的基本方法，通过教师的讲解，学生能够系统地了解人体解剖学的基本理论和知识。在讲授过程中，教师可以结合实际案例和生动的例子，引发学生的思考和兴趣，提高学习效果。实验是巩固和应用知识的重要手段，通过实验，学生能够亲自操作、观察和实践，加深对人体解剖学知识的理解。实验可以结合现代教学技术，如虚拟实验室、模拟操作等，使学生能够在更加安全和便捷的环境下进行实验。案例分析是培养学生分析和解决问题能力的有效方法，通过分析实际案例，学生能够将理论知识与实际问题相结合，加深对人体解剖学知识的理解和应用。讨论是促进学生思维交流和合作学习的重要方式，通过讨论，学生能够从不同角度思考问题，拓展思维，提高学习效果。

（五）评价体系

为了全面评价学生在跨学科人体解剖学课程中的学习情况和能力提升，需要建立完善的评价体系，综合考核学生对跨学科人体解剖学知识的掌握程度和跨学科综合能力的提升情况。评价体系应包括以下几个方面：知识掌握程度的评价。这包括对学生对人体解剖学知识的掌握程度进行测验和考试，以考查学生对人体结构和功能的理解程度。考核方式可以包括选择题、填空题、解答题等，以全面评价学生的知识掌握情况。实验和操作能力的评价。通过对实验和操作能力的考核，可以评价学生在实际操作中对人体解剖学知识的应用能力。可以通过实验报告、操作技能考核等方式进行评价，全面考察学生的实际操作能力。问题解决能力的评价。通过案例分析、综合性问题解答等方式，考核学生的问题解决能力。这可以帮助评价学生对跨学科人体解剖学知识的综合运用能力和分析能力。综合能力的评价。综合考核学生在整个学期内的学习表现，包括平时作业、课堂表现、小组讨论、课程项目等，综合评价学生的跨学科综合能力的提升情况。可以通过学生自我评价、同学互评、教师评价等方式进行综合评价。

二、跨学科人体解剖学课程整合

跨学科人体解剖学课程整合则是指将不同学科的人体解剖学课程内容整合在一起，形成统一的教学体系，以提高教学效果和学习质量。

（一）内容整合

将不同学科的人体解剖学知识内容进行整合是跨学科人体解剖学课程设计的重要环节。这一过程需要综合考虑各学科的知识体系，避免内容重复，确保各部分内容之间的逻辑性和连贯性，以提高课程的学习效果和教学质量。整合内容需要对各学科的知识内容进行全面梳理和分析。这包括生物学、医学、生理学、运动科学等相关学科的人体解剖学知识内容。通过对各学科知识的梳理，可以明确各部分内容的范围和重点，为后续整合工作奠定基础。在整合过程中，需要考虑不同学科知识内容之间的相关性和衔接性，避免出现重复或矛盾的情况。同时，也要注意各学科知识内容的差异性，尊重各学科的学科特点，保持内容的科学性和准确性。

整合内容需要根据课程设置和教学目标确定各部分内容的重要性和优先级。在整合过程中，需要根据课程的整体框架和教学目标，确定各部分内容的重要性和优先级以及课程内容的完整性和系统性。整合内容需要采用合适的教学方法和手段进行教学。在整合过程中，需要根据不同内容的特点和教学目标，灵活运用各种教学方法和手段，如讲授、实验、案例分析、讨论等，激发学生的学习兴趣，提高学习效果。

（二）教学方法整合

为了确保学生在不同学科的人体解剖学课程中都能够接受到相似的教学体验，提高学习效果，需要统一教学方法，使教学方法在各学科间保持一致性和连贯性。在这一整合过程中需要考虑不同学科的教学特点和学生的学习需求，灵活运用各种教学方法，以提高教学效果。教学方法整合需要统一教学目标和教学内容。在整合过程中，需要明确课程的教学目标和教学内容，确保各学科的教学目标和教学内容相互衔接，避免出现教学内容重复或不连贯的情况，从而提高教学效果。

在整合过程中，需要确定适合跨学科人体解剖学课程的教学方法和教学手段，如讲授、实验、案例分析、讨论等，确保学生在不同学科的人体解剖学课程中都能够接受到相似的教学体验，提高学习效果。教学方法整合需要考虑学生的学习特点和需求。在整合过程中，需要根据学生的学习特点和需求，灵活运用各种教学方法，如分组合作学习、问题导向学习等，激发学生的学习兴趣，提高学习效果。在整合过程中，需要建立完善的评价体系，对学生的学习情况和教学效果进行评估，及时调整教学方法和教学内容，以提高教学效果。

（三）课程管理整合

在高等教育中，课程管理整合是确保课程设置和管理的一致性和协调性，以促进学生学习和教师教学的重要举措。课程管理整合包括统一课程设置、课程管理和课程评估，以提高课程质量和教学效果。在现代高等教育中，课程管理整合已成为提高教育质量、促进教育创新和改革的重要手段。通过统一课程设置，可以确保不同专业和课程之间的协调性和一致性，避免课程内容的重复和交叉，提高课程的有效性和教学效果。同时，统一课程设置还可以促进跨学科和跨专业的合作和交流，促进学生的综合能力和创新能力的培养。

课程管理包括课程计划、教学安排、教学资源的管理和配置等方面。通过课程管理，可以确保课程的质量和教学效果，提高学生的学习兴趣和学习积极性。同时，课程管理还可以提高教师的教学效率和教学质量，促进教学改革和创新。课程评估是课程管理整合的重要内容。课程评估包括课程目标的达成度、教学效果的评估和课程改革的反馈等方面。通过课程评估，可以及时发现和解决课程中存在的问题，不断完善和改进课程设置和管理，提高课程的质量和教学效果。

（四）评价体系整合

在高等教育中，评价体系整合是确保对学生跨学科综合能力评价具有一致性和客观性的重要举措。评价体系整合包括整合各学科的评价标准、评价方法和评价结果，以提高评价的准确性和公正性。在现代高等教育中，评价体系整合已成为提高教育质量、促进学生全面发展的重要手段。整合各学科的评价标准是评价体系整合的基础。通过整合各学科的评价标准，可以确保评价的客观性和公正性，避免评价标准的主观性和片面性。同时，整合各学科的评价标准还可以促进跨学科和跨专业的合作和交流，促进学生全面发展。

评价方法的整合包括考试、论文、实践、项目等多种评价方式的整合和协调。通过评价方法的整合，可以全面、客观地评价学生的学习和能力，避免评价结果的片面性和不公正性。同时，评价方法的整合还可以提高评价的灵活性和多样性，更好地满足不同学科和专业的评价需求。评价结果的整合包括各学科和专业评价结果的统一和综合，以及评价结果的反馈和改进。通过评价结果的整合，可以及时发现和解决评价中存在的问题，不断完善和改进评价体系，提高评价的准确性和公正性。通过跨学科人体解剖学课程设计与整合，可以提高学生的综合素质和跨学科综合能力，为其未来的学习和工作打下良好的基础。

第四章 新视野下的人体解剖学教学方法与技术应用

第一节 视频技术在人体解剖学教学中的应用

一、视频技术在人体解剖学教学中的价值

(一) 提高教学效果

在人体解剖学教学中,提高教学效果是教师们一直在探索和努力的目标。视频技术的应用为实现这一目标提供了全新的途径和可能性。通过视频技术,教师们可以生动展示人体结构和功能,使学生更直观地理解解剖知识,从而提高他们的学习效率和记忆深度。相比于传统的文字和图片教学,视频可以通过动态的图像和声音将解剖知识呈现给学生,使其更加形象生动。例如,通过视频可以清晰地展示人体器官的位置、形态和结构,使学生能够更准确地理解解剖学知识。

现代学生对于视听效果的接受能力更强,他们更喜欢通过视频等多媒体形式获取知识。因此,教师们利用视频技术进行教学,可以更好地吸引学生的注意力,提高他们的学习积极性和主动性。视频技术还能够帮助学生更好地理解和记忆解剖知识。通过观看解剖学视频,学生可以反复观察和回顾人体结构和功能,加深对知识的理解和记忆,提高学习效率。特别是对于一些复杂的解剖结构和操作步骤,视频可以帮助学生更好地掌握。

(二) 增强学习兴趣

在人体解剖学教学中,如何增强学生的学习兴趣一直是教师们关注的重点之一。

而视频技术作为一种富有视听效果的教学工具具有独特的优势，可以极大地激发学生的学习兴趣，提高他们的课堂参与度和学习动力。视频技术能够以生动直观的方式展示解剖知识。通过视频，学生可以看到逼真的解剖结构和功能，听到详细的解释和讲解，这样的视听效果能够激发学生的好奇心和求知欲，使他们更加投入到学习中去。

在视频中，教师可以展示一些实际的解剖案例和操作过程，或者结合动画效果展示一些复杂的解剖结构，这些内容通常比书本上的文字和图片更加生动有趣，能够吸引学生的注意力，提高他们的学习兴趣。视频技术还可以提供更多样化的学习体验。通过视频，学生可以在不同的场景中学习解剖知识，比如可以观看手术视频、解剖实验视频等，这样的多样化学习体验能够激发学生的学习兴趣，提高他们的学习动力。

（三）拓展教学内容

通过视频技术展示实际操作和临床应用，是拓展教学内容的有效方式。在医学教育中，理论知识的学习往往与实际操作和临床应用相脱节，学生难以将理论知识与实践技能有效结合起来。而通过视频技术，可以将实际操作和临床应用直观地呈现给学生，帮助他们更好地理解和掌握知识，提高学习的兴趣和效果。视频技术可以模拟实际操作过程，让学生在虚拟环境中进行实践。例如，在解剖学教学中，通过视频展示解剖过程和操作技巧，可以让学生在没有真实尸体的情况下，了解解剖操作的步骤和方法，提前感受实际操作的场景，有助于他们更好地备战实际操作。

视频技术可以展示临床应用场景，让学生了解理论知识在临床实践中的应用。例如，在临床医学教学中，通过展示医生与患者的实际会诊过程，可以让学生了解医学知识在临床实践中的运用，增强他们的实践意识和应变能力。视频技术还可以展示一些案例分析，帮助学生理解知识的实际应用。例如，在病例分析教学中，通过展示真实病例的诊断和治疗过程，可以让学生了解医学知识在实际病例中的运用，培养他们的临床思维和分析能力。

（四）弥补实验室条件不足

在医学教育中，解剖学是一门重要的基础课程，对于培养学生的临床思维和实践能力至关重要。然而，部分学校的解剖学实验室条件有限，无法提供足够的实践机会，影响了学生的学习效果和实践能力的培养。在这种情况下，视频技术可以作为一种有效的手段，弥补实验室条件不足的缺陷，提供更好的学习体验。学生可以通过网络平台观看专业的解剖视频，了解人体结构和器官位置，进行虚拟解剖实验。这种方式不仅可以节省实验室资源，还可以让学生在任何时间、任何地点都能进行学习，提高了学习的灵活性和便利性。

在实验室条件有限的情况下，学生可能无法亲自进行实际操作，而通过视频记录实验操作过程，可以让学生随时观看实验操作的步骤和技巧，增强他们的实践经验和技能。不同学校之间可以通过共享视频资源，互相借鉴和学习，提高了教学质量和效果。同时，学生也可以通过视频平台与其他学生进行交流和讨论，增强了学习的互动性和趣味性。视频技术可以弥补解剖学实验室条件不足的缺陷，提供更好的学习体验。通过远程虚拟实验、实验记录和回放、教学资源共享和交流等方式，可以有效地提高学生的学习效果和实践能力，促进医学教育的发展。

（五）促进教学改革

视频技术的应用不仅仅能够弥补实验室条件不足的缺陷，更重要的是推动了传统解剖学教学模式向现代化、信息化方向的转变，促进了教学改革和创新。在传统的解剖学教学中，学生主要通过解剖实验室的实际操作来学习人体结构，但这种教学模式存在着诸多问题，如实验室资源有限、操作风险较大等。而通过视频技术的应用，可以将解剖学教学从传统的实体实验室转变为虚拟实验室，为教学改革提供了新的可能性。传统的解剖学教学主要依靠文字和图片来传达知识，难以展示人体结构和器官的真实情况。而通过视频技术，可以将解剖过程和结构清晰地展示给学生，帮助他们更直观地理解和掌握知识，提高学习效果。

传统的解剖学教学比较枯燥乏味，学生容易产生学习厌倦情绪。而通过视频技术，可以制作生动、形象的解剖动画和实验视频，增加学生的学习兴趣，激发他们的学习积极性。同时，视频技术还可以实现教师与学生之间的即时互动，提高教学的效果和质量。此外，视频技术还可以促进教学资源的共享和交流。不同学校之间可以通过共享视频资源，互相借鉴和学习，提高了教学质量和效果。同时，学生也可以通过视频平台与其他学生进行交流和讨论，增强了学习的互动性和趣味性。

二、视频技术在人体解剖学教学中的应用方法

(一) 制作解剖学视频

解剖学视频的制作是一种有效的教学方法，可以帮助学生更直观地理解人体结构和功能。教师可以利用视频技术展示人体各系统器官的结构、功能和解剖位置，以及一些常见病变的解剖特征。通过视频展示，学生可以更加深入地了解解剖知识，提高学习效果。制作解剖学视频可以将解剖知识呈现得更加形象生动。传统的教学方式主要依靠文字和图片来传达知识，难以真实展现人体结构和器官的情况。而通过视频技术，可以将解剖过程和结构清晰地展示给学生，使他们更加直观地理解解剖知识，提高学习效果。视频具有视听效果，可以通过图像、声音等多种方式激发学生的学习兴趣，使他们更加主动地参与学习。同时，视频还可以制作成动画形式，生动形象地展示解剖过程，增加学生的学习乐趣。制作解剖学视频还可以提高教学的灵活性和便利性。学生可以随时随地通过网络平台观看视频，不受时间和地点的限制，方便他们学习。同时，教师也可以根据学生的学习进度和需求制作不同的视频，灵活调整教学内容，提高教学效果。

(二) 使用教学资源

充分利用现有的解剖学视频资源，如解剖学教学片、医学影像等，作为教学辅助材料，可以有效地丰富教学内容，提高教学效果。解剖学是医学教育中的重要学科，对于培养医学生的临床思维和实践能力至关重要。而通过使用教学资源，可以使学生更加深入地理解解剖知识，提高学习效果。使用教学资源可以帮助学生更直观地理解人体结构和功能。传统的教学方式主要依靠文字和图片来传达解剖知识，难以真实展现人体结构和器官的情况。而通过使用解剖学教学片和医学影像，可以将解剖过程和结构清晰地展示给学生，使他们更加直观地理解解剖知识，提高学习效果。

教学资源具有视听效果，可以通过图像、声音等多种方式激发学生的学习兴趣，使他们更加主动地参与学习。同时，教学资源还可以制作成动画形式，生动形象地展示解剖过程，增加学生的学习乐趣。使用教学资源还可以提高教学的灵活性和便利性。学生可以随时随地通过网络平台观看教学资源，不受时间和地点的限制，方便他们学

习。同时，教师也可以根据学生的学习进度和需求选择不同的教学资源，灵活调整教学内容，提高教学效果。

（三）翻转课堂教学

翻转课堂教学是一种以学生为中心的教学模式，可以提高课堂效率和学习效果。在解剖学教学中，将解剖学视频作为预习内容，让学生在课前观看，课堂上进行讨论和实践操作，可以有效地激发学生的学习兴趣，加深他们对解剖知识的理解。翻转课堂教学可以让学生更加深入地理解解剖知识。通过观看解剖学视频，学生可以提前了解人体结构和器官的情况，为课堂上的讨论和实践操作打下良好的基础。在课堂上，学生可以根据自己在预习过程中的理解情况，和同学们一起讨论，共同探讨解剖知识，加深对知识的理解。

传统的课堂教学主要以教师为中心，学生被动地接受知识。而通过翻转课堂教学，学生在课前观看视频自主学习，可以在课堂上更多地参与讨论和实践操作，提高了课堂的互动性和效率。同时，教师可以更好地发现学生的学习情况，及时进行指导和帮助，提高了教学质量。此外，翻转课堂教学还可以促进学生的自主学习能力提升。通过观看解剖学视频，学生可以在自己的节奏下学习，根据自己的理解情况反复观看，加深对知识的理解。在课堂上，学生可以根据自己的学习情况提出问题，与同学们共同探讨解决问题的方法，培养了学生的自主学习能力。

（四）结合虚拟实验室

结合虚拟实验室软件和视频技术，可以使解剖学教学更加生动、直观，为学生提供更加全面和深入的学习体验。虚拟实验室软件可以模拟真实的解剖操作场景，使学生可以在虚拟环境中进行解剖实验。学生可以通过虚拟实验室软件模拟解剖操作，了解解剖过程和操作技巧，提高实践能力和操作技能。与传统的实体实验室相比，虚拟实验室具有操作简便、安全性高等优点，可以有效地提高学生的学习效率和学习体验。

结合视频技术可以将虚拟解剖实验过程记录下来，供学生反复观看。通过视频记录，学生可以随时回顾解剖实验过程，加深对解剖知识的理解和掌握。同时，教师也可以根据学生的学习情况，针对性地进行指导和辅导，提高教学效果。此外，虚拟实验室软件还可以实现解剖实验的数字化管理和远程实验。教师可以通过虚拟实验室软件对解剖实验进行管理，包括实验安排、实验数据记录等，提高了教学管理的效率。

同时，学生也可以在不同地点进行虚拟解剖实验，实现远程实验，方便了学生的学习。

（五）在线直播授课

通过在线教育平台进行解剖学课程的在线直播授课，可以为学生提供更加灵活和便捷的学习方式，提高教学的普及度和教学效果。在线直播授课可以让学生在家也能参与到解剖学教学中，充分利用现代技术手段，促进教学的创新和发展。学生可以在任何时间、任何地点通过网络平台观看直播课程，不受时间和地点的限制，方便他们学习。同时，教师也可以根据学生的学习情况和需求灵活调整教学内容和时间安排，提高了教学的灵活性和针对性。

传统的教学方式主要依靠学生到校上课，对于一些地理位置偏远或交通不便的学生来说，参与到解剖学教学中可能存在一定困难。而通过在线直播授课，学生可以在家通过网络参与到教学中，打破了地域限制，提高了教学的普及度和覆盖面。此外，在线直播授课还可以提高教学的互动性和趣味性。在直播课程中，学生可以通过在线平台与教师进行实时互动，提出问题、参与讨论，增加了学习的趣味性和参与度。同时，教师也可以通过直播课程实时了解学生的学习情况，及时进行指导和反馈，提高了教学效果。

视频技术在人体解剖学教学中具有重要的应用价值，通过合理有效地运用视频技术，可以提高教学效果、增强学习兴趣、拓展教学内容、弥补实验室条件不足、促进教学改革，是现代人体解剖学教学中不可或缺的重要手段。

第二节　虚拟解剖软件与实验室教学

虚拟解剖软件已成为解剖学教学中不可或缺的工具，它通过模拟人体结构和功能，为学生提供了一个交互式、直观的学习环境，有助于加深对人体结构的理解。在实验室教学中，虚拟解剖软件可以与传统的解剖实验相结合，起到补充和增强的作用，提高了教学效果和学生的学习兴趣。

一、虚拟解剖软件概述

（一）功能特点

虚拟解剖软件是一种利用计算机技术模拟人体解剖结构的工具，具有三维显示、交互式操作、多角度观察、结构标注等功能。通过这些功能，学生可以在电脑屏幕上近距离观察和学习人体各器官、组织和骨骼的结构，深入了解人体内部结构，是解剖学教学中不可或缺的重要工具。虚拟解剖软件具有三维显示功能，可以将人体结构以立体的形式展示出来，使学生能够清晰地看到各个器官和组织的空间位置关系。与传统的平面图像相比，三维显示更加直观、生动，有助于学生更好地理解解剖结构的立体形态。虚拟解剖软件具有交互式操作功能，学生可以通过鼠标或触摸屏等设备对软件进行操作，自由选择观察角度和放大倍数，实现自主学习。这种交互式操作的方式不仅增加了学习的趣味性，还能够更好地满足学生个性化的学习需求。

虚拟解剖软件还具有多角度观察的功能，学生可以从不同的角度观察人体结构，深入了解其内部构造。通过多角度观察，学生可以全面地了解人体各部位的结构特点，对解剖知识有更加深入的理解。虚拟解剖软件还具有结构标注的功能，可以对人体结构进行标注，显示器官和组织的名称和特点。这种功能有助于学生记忆和理解解剖知识，提高学习效果。

（二）优点

虚拟解剖软件作为一种现代化的教学工具具有许多优点，使其在解剖学教学中得到广泛应用。虚拟解剖软件能够展示人体结构的细节和内部关系，比传统的平面图像更直观、生动。通过软件，学生可以通过电脑屏幕近距离观察人体各器官、组织和骨骼的结构，从而更好地理解人体结构的立体形态。这种直观、生动的展示方式有助于激发学生的学习兴趣，提高学习效果。虚拟解剖软件可以随时随地进行学习，不受时间和地点的限制。学生可以在家里、实验室、图书馆等地方使用软件进行学习，不再受到传统教学场所和时间的限制。这种灵活的学习方式为学生提供了更多的学习机会，有利于他们更好地掌握解剖知识。另外，虚拟解剖软件提供了多种学习模式，如结构浏览、标注、互动问答等，有利于巩固和加深学生对知识的理解。学生可以根据自己的学习需求和兴趣选择不同的学习模式，通过多种方式学习解剖知识，从而更好地理解和掌握知识。这种多样化的学习模式不仅提高了学习的趣味性，还能够更好地满足学生个性化的学习需求。

（三）常见软件

在当今的教学领域，虚拟解剖软件是一种极具价值和广泛应用的教学工具。市面上有许多知名的虚拟解剖软件，其中最为著名的莫过于 Visible Body 和 Primal Pictures 等。这些软件在解剖结构的模拟和显示方面各有特点，为解剖学教学提供了丰富多样的选择。Visible Body 是一款功能强大的虚拟解剖软件，它以其精美的界面和丰富的解剖内容而闻名。软件包含了人体各个系统的详细结构，可以进行多角度观察和交互式操作，让学生深入了解人体结构。另外，Visible Body 还提供了丰富的功能模块，如标注、互动问答等，有助于学生巩固和加深对解剖知识的理解。

Primal Pictures 是另一款备受好评的虚拟解剖软件，它以其高度精细化的解剖结构模型和逼真的图像效果而著称。软件提供了丰富的解剖模型和动画，可以清晰地展示人体各个系统的结构和功能，让学生可以全面了解人体解剖学的知识。Primal Pictures 还具有交互式操作和多种学习模式，如结构浏览、标注等，有助于学生更好地学习解剖知识。除了 Visible Body 和 Primal Pictures 外，市场上还有一些其他知名的虚拟解剖软件，如 Zygote Body、Bio Digital Human 等，它们也都具有各自的特点和优势，为解剖学教学提供了更多的选择。教师可以根据教学需要和学生特点选择合适的虚拟解剖软件，提高教学效果，激发学生学习的兴趣。

二、虚拟解剖软件在实验室教学中的具体应用

（一）预习和复习

虚拟解剖软件作为一种先进的教学工具具有许多优点，其中之一就是可以在实验室中便于学生的预习和复习。学生可以通过自主学习，提前了解解剖结构或者复习已学知识，有助于加深记忆，提高学习效果。在课程开始前，学生可以利用软件提前了解即将学习的解剖结构，熟悉各个器官和组织的位置、形态和功能。这样，当他们真正接触到实际解剖实验时，就能够更加有针对性地进行学习，提高学习效率。

学生可以通过软件回顾已学知识，巩固记忆，加深理解。他们可以随时随地使用软件进行复习，不受时间和地点的限制，有助于更好地掌握解剖知识，提高考试成绩。虚拟解剖软件还可以提供一种多样化的学习方式。学生可以通过不同的功能模块，如结构浏览、标注、互动问答等，选择适合自己的学习方式，提高学习的效果。这种多样化的学习方式有助于激发学生的学习兴趣，提高学习的积极性和主动性。

（二）辅助教学

在教学中，教师可以充分利用虚拟解剖软件，结合实际解剖标本或模型，向学生展示人体结构，讲解解剖知识，以提高学生的学习兴趣和理解能力。虚拟解剖软件可以帮助学生更直观地了解人体内部结构，比传统的教学方法更生动形象。通过与实际解剖标本或模型结合使用，学生不仅可以看到静态的图像，还可以触摸和感受到人体结构，加深对解剖知识的理解。教师可以通过虚拟解剖软件展示不同部位的人体器官，比如心脏、肺部、肝脏等，结合解剖知识进行讲解。通过虚拟展示，可以更清晰地展示器官的结构和功能，帮助学生理解人体结构的复杂性和器官之间的联系。同时，虚拟解剖软件还可以模拟一些常见的病理变化，比如心脏病变、肿瘤等，让学生了解不同病理情况对器官的影响，有助于学生将解剖知识与临床实践相结合。教师还可以利用虚拟解剖软件进行交互式教学，让学生参与到解剖过程中来。通过操作软件，学生可以自主选择查看不同的器官和组织结构，加深对解剖知识的理解。教师还可以设置一些问题，让学生通过观察解剖结构来回答，激发学生的学习兴趣和思考能力。

（三）模拟实验

虚拟解剖软件不仅可以辅助教师进行解剖知识的讲解，还可以模拟解剖实验过程，让学生在电脑上进行操作，体验解剖操作的流程和方法，从而锻炼操作技能。模拟实验是一种安全、便捷且有效的教学方式，能够帮助学生更好地理解解剖学知识，提高实践能力。通过虚拟解剖软件进行模拟实验，学生可以在没有实际解剖标本的情况下进行练习，避免了实际解剖实验可能带来的风险。在模拟实验中，学生可以按照解剖操作的步骤，使用虚拟工具进行操作，模拟解剖过程中的每一个细节，如切割、分离、观察等。这种实践操作可以帮助学生更好地掌握解剖操作的技巧和方法，增强对解剖学知识的理解。

在模拟实验中，虚拟解剖软件还可以提供一些辅助功能，比如标记、注释、放大等，帮助学生更清晰地观察解剖结构。学生可以通过软件上的标记功能，在解剖图像上标记出不同的器官和组织结构，加深对解剖知识的记忆和理解。同时，软件上的放大功能可以让学生更仔细地观察解剖结构的细节，提高观察能力和解剖识别能力。通过模拟实验，学生不仅可以锻炼解剖操作的技能，还可以培养观察、分析和判断能力，提高解决问题的能力。虚拟解剖软件的模拟实验功能为解剖学教学提供了新的途径，可以有效地促进学生对解剖学知识的学习和理解，是一种高效的教学方法。

（四）诊断和治疗

虚拟解剖软件在教学中的应用不仅局限于解剖知识的传授和实验模拟，部分软件还具有疾病诊断和治疗模拟的功能，可以帮助学生了解疾病的发生机制和治疗方法，培养临床思维。这种功能的应用使得解剖学教学更加贴近临床实践，有助于提高学生对解剖学知识的应用能力和实践能力。通过虚拟解剖软件进行疾病诊断模拟，学生可以学习到不同疾病在人体内部的表现和影响。软件可以模拟多种疾病的解剖图像，让学生观察不同疾病对器官结构的影响，了解疾病的发生机制。同时，软件还可以模拟临床检查的过程，让学生学习如何通过临床表现和检查结果进行疾病的初步诊断。

除了诊断模拟外，虚拟解剖软件还可以模拟疾病的治疗过程，让学生了解不同疾病的治疗方法和效果。学生可以通过软件模拟进行手术操作或药物治疗，观察不同治疗方法对疾病的影响，了解临床治疗的原理和方法。这种模拟可以帮助学生更直观地理解疾病治疗的过程，培养临床思维和实践能力。虚拟解剖软件的诊断和治疗模拟功能为医学生提供了一个安全、有效的学习平台，可以帮助他们更好地理解疾病的本质和治疗方法，提高临床实践能力。教师在教学中可以引导学生通过软件进行疾病诊断和治疗模拟，帮助他们将理论知识与临床实践结合起来，为将来的临床工作做好准备。

（五）自主学习

虚拟解剖软件为学生提供了自主学习的机会和平台，他们可以根据自己的学习进度和需求，自主选择学习内容和学习方式，从而提高学习的灵活性和效果。这种自主学习的方式有助于激发学生的学习兴趣，增强学习动力，培养学生的自主学习能力。虚拟解剖软件提供了丰富多样的学习内容，学生可以根据自己的学习需求选择合适的内容进行学习。软件中包含了大量的解剖图像、视频和文字资料，涵盖了人体各个系统的结构和功能，学生可以根据自己的学习目标选择学习内容，自主安排学习进度。

虚拟解剖软件支持多种学习方式，学生可以根据自己的学习习惯和喜好选择适合自己的学习方式。比如，学生可以通过观看解剖视频、阅读解剖资料、参与解剖实验等方式进行学习，自主选择学习方式，提高学习效果。此外，虚拟解剖软件还支持学生自主探索和实践，学生可以通过软件进行交互式学习，自主选择查看不同的器官和组织结构，模拟解剖操作过程，加深对解剖知识的理解。学生还可以通过软件上的练习和测试功能，自主检测学习效果，及时发现问题，提高学习效率。虚拟解剖软件在实验室教学中具有广泛的应用前景，它不仅可以提高解剖学教学的效果，还可以激发学生学习的兴趣和积极性，是一种有益的教学手段。

第三节　三维打印技术在人体解剖学教学中的应用

一、三维打印技术的内涵

三维打印技术，又称增材制造技术，是一种通过逐层堆叠材料来制造物体的技术。其工作原理是通过计算机辅助设计软件将三维模型切片，然后逐层将材料（如塑料、金属等）精确堆叠在一起，最终形成具有所需形状的实体物体。这项技术可以制造出各种形状复杂、结构精密的物体，具有高度的定制化和个性化特点。

二、三维打印技术在人体解剖学教学中的应用

（一）解剖模型制作

三维打印技术在人体解剖学教学中的应用是一项重要而创新的教学手段。通过三维打印技术，可以制作出高度逼真的人体解剖模型，包括整体解剖模型和器官解剖模型等。这些模型具有高度的仿真度，可以让学生更直观地了解人体结构，加深对解剖知识的理解。在过去，人体解剖模型通常是由塑料或橡胶等材料手工制作而成的，制作过程繁琐且成本较高。而三维打印技术的出现，使得制作人体解剖模型变得更加简便和经济。通过将人体解剖结构的三维模型输入到打印机中，打印机可以根据模型的信息逐层堆叠材料，最终形成具有所需形状和结构的实体模型。

这种高度仿真的人体解剖模型在教学中有着重要的作用。首先，它可以帮助学生

更直观地了解人体结构。传统的教学方式往往依靠图片或图表来展示人体结构，学生可能很难从平面图中准确理解复杂的解剖结构。而通过观察和触摸实体模型，学生可以更清晰地了解器官的位置、形状和结构，有助于他们建立起对人体结构的立体认知。三维打印的人体解剖模型可以提供更多的教学可能性。教师可以根据教学需要选择不同的模型进行展示，比如展示整体解剖结构、器官系统的结构、器官之间的关系等，从而更全面地向学生展示人体结构和功能。这种个性化的教学方式可以根据学生的学习需求和水平进行调整，提高教学的针对性和效果。三维打印的人体解剖模型还可以用于教学实践。学生可以通过拆解模型、组装模型等方式，进行解剖结构的学习和讨论，加深对解剖知识的理解。这种实践性的学习方式可以激发学生的学习兴趣，培养他们的动手能力和团队合作精神。

（二）手术模拟

三维打印技术在人体解剖学教学中的另一个重要应用是制作手术模拟器。这种模拟器可以模拟真实手术环境和操作过程，让学生在安全的环境中进行手术操作练习，从而提高其手术技能和操作经验，减少在真实手术中的错误率。传统的手术模拟通常依靠模型或动物实验，但这种方法存在一定的局限性，如模型的逼真度不高、动物实验的伦理问题等。而通过三维打印技术制作的手术模拟器可以更好地模拟真实手术环境，使学生能够在更接近真实情境的情况下进行手术操作练习。

三维打印的手术模拟器可以根据实际手术操作的步骤和要求进行设计和制作。模拟器包括人体解剖结构、手术器械等各个方面的要素，使学生能够全面地了解手术操作的过程和技术要求。通过模拟器，学生可以练习手术的各个环节，包括切口、缝合、止血等，提高其手术技能和操作经验。另外，三维打印的手术模拟器还可以根据不同手术类型进行定制制作，如心脏手术、脑部手术等。这种个性化的模拟器可以更好地满足不同学生的学习需求，提高其学习效果和学习兴趣。通过使用三维打印的手术模拟器，学生可以在模拟环境中反复练习手术操作，熟练掌握手术技能，提高其操作水平和手术经验。这种模拟器的应用不仅可以减少在真实手术中的错误率，还可以降低对患者的风险，提高医疗质量，具有重要的教学和临床应用价值。

（三）病例分析

三维打印技术在人体解剖学教学中的另一个重要应用是病例分析。通过三维打印技术，可以根据实际病例数据制作出患者特定的解剖模型，帮助医生进行病例分析和手术规划。这种个性化的模型可以提高手术的准确性和成功率，为医疗实践带来巨大的价值。在传统的医疗实践中，医生通常通过影像学检查等手段获取患者的解剖结构信息，然后根据这些信息进行病例分析和手术规划。然而，由于人体结构的复杂性和个体差异，传统的二维影像往往无法提供足够的信息，导致手术过程中的风险增加。而通过三维打印技术制作的个性化解剖模型可以更全面、准确地展示患者的解剖结构，为医生提供更可靠的参考依据。

利用三维打印技术制作的个性化解剖模型可以帮助医生进行更精准的病例分析和手术规划。医生可以根据模型上的具体结构，如器官的位置、大小、形态等，更加准确地评估者的病情和手术难度，制定更合理的治疗方案。此外，医生还可以通过模型进行手术演练，提前了解手术操作的难点和注意事项，减少手术风险，提高手术的成功率。除了在手术规划中的应用外，三维打印技术制作的个性化解剖模型还可以用于医学教育和培训。医学生可以通过观察和操作模型，学习不同病例的解剖结构，了解不同疾病对解剖结构的影响，提高其诊断和治疗能力。

（四）教学辅助

在人体解剖学教学中，三维打印技术作为一种先进的教学工具，可以制作具有教学功能的解剖模型，如可拆卸的器官模型、标注明细的解剖模型等，这些模型可以帮助教师进行生动形象的教学，激发学生的学习兴趣，提高教学效果和学生学习体验。三维打印技术制作的解剖模型具有高度的逼真度，可以让学生更直观地了解人体结构。传统的教学方式往往依靠图片或图表来展示人体结构，学生可能很难从平面图中准确理解复杂的解剖结构。而通过观察和操作实体模型，学生可以更清晰地了解器官的位置、形状和结构，有助于他们建立起对人体结构的立体认知。

三维打印的解剖模型具有交互性，可以让学生参与其中，加深对解剖知识的理解。比如，学生可以通过拆解模型、组装模型等方式，进行解剖结构的学习和讨论，这种实践性的学习方式可以激发学生的学习兴趣，提高其学习主动性和参与度。三维打印的解剖模型还可以进行标注和注释，显示器官的名称、功能和相互关系，帮助学生更全面地理解解剖知识。教师可以利用这些标注和注释进行生动形象的解剖教学，向学生解释复杂的解剖结构和功能，提高教学效果。

（五）医疗器械定制

利用三维打印技术进行医疗器械定制是一项创新的应用领域。通过这项技术，医疗器械可以根据患者的具体情况进行定制制作，包括假体、义肢等，从而提高医疗效果和患者生活质量。这种个性化定制的医疗器械具有许多优点，能够更好地满足患者的需求，提高治疗效果。三维打印技术可以根据患者的具体情况定制医疗器械，如假体。传统的假体制作通常需要根据患者的身体尺寸进行手工制作，过程繁琐且耗时。而通过三维打印技术，可以根据患者的身体数据快速制作出符合患者身体尺寸的假体，从而提高假体的适配性和舒适性，减少患者的不适感。

三维打印技术可以根据患者的具体病情和需求定制医疗器械，如义肢。传统的义肢通常是通用型的，不能完全适应患者的个体差异。而通过三维打印技术，可以根据患者的残肢形态和功能需求，制作出符合患者个体特征的义肢，提高义肢的舒适性和功能性，提高患者的生活质量。三维打印技术还可以根据医生的设计需求制作出更复杂、更精密的医疗器械。传统的制造方法往往受到工艺和材料限制，无法制造出复杂结构的器械。而通过三维打印技术，可以实现更复杂结构的医疗器械制造，为医疗实践带来更多可能性，提高医疗效果。三维打印技术在人体解剖学教学中具有重要的应用价值，可以提高教学效果和学生学习体验，有助于培养医学生的实践能力和创新能力。

第四节　智能化学习系统与个性化教学在人体解剖学中的应用

一、智能化学习系统在人体解剖学中的应用

智能化学习系统是指通过人工智能技术，结合学习者的个性化需求和学习特点，实现教学过程的智能化、个性化的学习系统。

（一）个性化学习路径

在现代教育中，个性化学习路径是一种基于学生个体差异和学习需求的教学模式，其核心理念是根据学生的学习能力、兴趣爱好和学习习惯，为每个学生量身定制独特的学习路径，以提高学习效率和质量。个性化学习路径的实现需要依托智能化学

习系统，利用先进的信息技术和人工智能算法，对学生的学习数据进行分析和挖掘，从而为学生提供个性化的学习方案。

　　不同的学生在学习上具有不同的能力水平，有些学生可能具有较强的自主学习能力和探究精神，而有些学生可能需要更多的指导和帮助。智能化学习系统可以通过对学生学习数据的分析，了解学生的学习特点和能力水平，从而为每个学生设计符合其学习能力的学习路径，使学生在学习过程中感到轻松和自信。学生对不同学科和知识领域可能具有不同的兴趣和偏好，有些学生可能对某些学科表现出极大的兴趣和热情，而对其他学科则缺乏兴趣。智能化学习系统可以通过分析学生的学习数据和行为模式，了解学生的兴趣爱好，为学生提供符合其兴趣的学习内容和学习资源，激发学生的学习兴趣，提高学习的积极性和主动性。

　　不同学生在学习过程中可能具有不同的学习习惯和学习方式，有些学生可能更喜欢通过阅读来获取知识，而有些学生可能更喜欢通过实践和实验来巩固所学知识。智能化学习系统可以通过对学生学习数据的分析，了解学生的学习习惯和偏好，为学生提供符合其学习习惯的学习资源和学习方式，使学生在学习过程中感到舒适和自在。

（二）智能化辅助教学

　　在当今信息化时代，智能化辅助教学已成为教育领域的热门话题。智能化辅助教学系统通过利用人工智能和大数据技术，可以根据学生的学习情况和反馈，智能地生成适合学生的教学内容和教学方式，从而提高教学效果。这一系统的应用，不仅为传统教学注入了新的活力，还为学生提供了更加个性化、高效率的学习体验。智能化辅助教学系统可以根据学生的学习情况智能生成教学内容。系统可以通过分析学生的学习数据和行为，了解学生的学习进度和掌握程度，根据学生的实际情况智能地生成适合学生的教学内容，使学生能够在适当的时间和适当的内容上取得最佳的学习效果。

　　智能化辅助教学系统可以根据学生的学习反馈智能生成教学方式。系统可以通过收集学生的学习反馈和评价，了解学生对教学内容和教学方式的反应，根据学生的反馈智能地调整教学方式，使教学更加贴近学生的需求和实际情况，提高学生的学习积极性和主动性。智能化辅助教学系统还可以根据学生的学习特点智能生成教学方案。系统可以通过分析学生的学习习惯和学习能力，了解学生的学习特点，为每个学生量身定制独特的教学方案，使学生在学习过程中更加轻松和自信。

（三）学习过程监控

通过实时监控学生的学习过程，系统能够及时发现学生在学习过程中遇到的困难和问题，并给予针对性的帮助和指导，从而帮助学生更好地掌握知识，提高学习效果。学习过程监控可以帮助系统及时发现学生在学习过程中遇到的困难和问题。系统可以通过分析学生的学习数据和行为，了解学生在学习过程中遇到的困难和问题，例如学习进度缓慢、理解困难等，从而为学生提供及时的帮助和支持。

学习过程监控可以帮助系统给予学生针对性的帮助和指导。系统可以根据学生的学习情况和问题，智能地生成适合学生的学习内容和学习方式，为学生提供针对性的帮助和指导，帮助学生解决困难，提高学习效果。学习过程监控还可以帮助系统及时调整教学策略。系统可以根据学生的学习情况和反馈，及时调整教学内容和教学方式，使教学更加贴近学生的需求和实际情况，提高教学效果。

（四）自动化评估

在当今教育领域，随着信息技术的发展，自动化评估已经成为智能化学习系统的一项重要功能。通过自动化评估，系统可以自动生成学生的学习报告和评估结果，帮助教师更好地了解学生的学习情况，从而进行针对性的教学，提高教学效果。传统的评估方式需要教师花费大量的时间和精力，而通过智能化学习系统的自动化评估功能，可以自动生成学生的学习报告和评估结果，大大减轻了教师的工作负担，提高了教学效率。

传统的评估方式可能受到主观因素的影响，而智能化学习系统的自动化评估功能，可以根据客观的学习数据和行为模式，自动生成客观准确的评估结果，提高了评估的客观性和准确性。自动化评估还可以帮助教师更好地了解学生的学习情况。通过自动生成学生的学习报告和评估结果，教师可以及时了解学生的学习进度和掌握程度，发现学生的学习问题和困难，从而针对性地调整教学内容和教学方式，帮助学生更好地学习。

（五）知识点智能推送

在现代教育中，知识点智能推送是智能化学习系统的重要功能之一。通过分析学生的学习情况和行为，系统可以智能地推送相关的知识点和学习资源，帮助学生更好地掌握知识，提高学习效果。这一功能的应用，不仅可以提高学生的学习兴趣和积极性，还可以帮助学生更加高效地学习。知识点智能推送可以帮助学生更好地理解和掌握知识。系统可以根据学生的学习情况和需求，智能地推送相关的知识点和学习资源，使学生能够在适当的时间和适当的内容上获取知识，提高学习效率和质量。

知识点智能推送可以帮助学生建立知识的联系和框架。系统可以根据学生已掌握的知识点，智能地推送与之相关的知识点，帮助学生建立知识的联系和框架，使学生能够更好地理解知识，提高学习的深度和广度。知识点智能推送还可以帮助学生发现和探索新的知识领域。系统可以根据学生的学习兴趣和需求，智能地推送与之相关但又不同于已学知识的知识点，帮助学生发现和探索新的知识领域，拓宽学生的知识视野，提高学习的丰富性和广度。

二、个性化教学在人体解剖学中的应用

个性化教学是指根据学生的个性特点和学习需求，灵活调整教学内容和教学方式，实现对每个学生的个性化教学。

（一）差异化教学

教学中的差异化教学是一种教学理念，根据学生的学习能力和理解水平，采用不同难度和深度的教学内容，以满足不同学生的学习需求。差异化教学的目的在于让每个学生都能够在适合自己的学习水平上取得进步，避免了传统教学"一刀切"的缺点，更好地发挥了教育的个性化和针对性。实施差异化教学的必要性主要体现在以下几个方面：首先，学生的学习能力和理解水平存在差异，如果采用统一的教学内容和教学方法，难免会导致一些学生学得太快或者学得太慢，不能达到最佳的学习效果。其次，实施差异化教学可以更好地激发学生的学习兴趣和学习动力，提高他们的学习积极性。最后，差异化教学有助于培养学生的自主学习能力和解决问题的能力，使其在未来的学习和工作中能够更好地适应和发展。

实施差异化教学的方法主要包括内容的差异化、教学方法的差异化和评价的差异化。在内容方面，可以根据学生的学习水平和兴趣，设置不同难度和深度的教学内容；在教学方法方面，可以根据学生的学习特点和需求，采用不同的教学方法，如讲授、

讨论、实验等；在评价方面，可以根据学生的学习表现和能力水平，采用不同形式的评价方式，如考试、作业、项目等。实施差异化教学的效果主要表现在提高学生的学习成绩、培养学生的学习兴趣和学习能力、促进学生的全面发展等方面。通过差异化教学，学生可以在适合自己的学习水平上取得更好的成绩，提高自信心；同时，学生也能够更好地发展自己的学习兴趣和学习能力，为未来的学习和工作打下良好的基础。

（二）兴趣导向教学

在教学中，兴趣导向教学是一种非常重要的教学理念。它通过了解学生的兴趣爱好和职业志向，设置相关的教学内容和案例，以激发学生学习的兴趣，提高学习的积极性和主动性。兴趣导向教学的理论基础主要包括认知心理学和教育心理学。认知心理学认为，学习的效果与学习者的兴趣密切相关，兴趣可以促进学习的积极性和主动性，提高学习的效果。教育心理学认为，学习的兴趣是学生学习的重要动力，只有兴趣与学习内容相结合，学习才能更加有效。

实施兴趣导向教学的方法主要包括了解学生的兴趣爱好和职业志向、设置相关的教学内容和案例、灵活运用教学方法等。在了解学生的兴趣爱好和职业志向方面，可以通过问卷调查、访谈等方式，了解学生的兴趣爱好和职业志向，为后续的教学内容设置提供参考。在设置相关的教学内容和案例方面，可以根据学生的兴趣爱好和职业志向，选择符合其特点的教学内容和案例，激发其学习的兴趣。在灵活运用教学方法方面，可以根据学生的学习特点和需求，灵活运用各种教学方法，如讲授、讨论、实验等，提高教学的有效性。

实施兴趣导向教学的效果主要表现在提高学生学习的积极性和主动性、提高学习效果、促进学生个性发展等方面。通过兴趣导向教学，学生可以更加主动地参与学习，提高学习的积极性和主动性；同时，学生也能够更加专注于学习内容，提高学习效果；此外，兴趣导向教学还可以促进学生的个性发展，培养学生的创新精神和实践能力，为其未来的发展打下良好的基础。

（三）个性化辅导

在教育教学中，个性化辅导是一种重要的教学方式，它根据学生的学习情况和问题，提供个性化的辅导和指导，帮助学生解决在学习过程中遇到的困难，实现个性化学习目标。个性化辅导的核心是以学生为中心，关注学生的个性化需求，为其提供个性化的学习支持和指导。个性化辅导的理论基础主要包括认知心理学和教育心理学。认知心理学认为，每个学生的学习特点和学习需求都不同，个性化辅导可以更好地满足学生的学习需求，提高学习效果。教育心理学认为，个性化辅导可以更好地激发学生学习的积极性和主动性，帮助学生解决困难，提高学习成绩。

实施个性化辅导的方法主要包括了解学生的学习情况和问题、设置个性化的学习目标和计划、提供个性化的学习支持和指导等。在了解学生的学习情况和问题方面，可以通过观察、访谈、问卷调查等方式，了解学生的学习情况和存在的问题，为后续的个性化辅导提供依据。在设置个性化的学习目标和计划方面，可以根据学生的学习情况和问题，制定符合其特点的学习目标和计划，帮助学生解决困难。在提供个性化的学习支持和指导方面，可以根据学生的学习特点和需求，提供个性化的学习支持和指导，如针对性地讲解、辅导和指导，帮助学生理解和掌握学习内容。

实施个性化辅导的效果主要表现在提高学生学习的积极性和主动性、解决学生学习过程中遇到的困难、促进学生个性发展等方面。通过个性化辅导，学生可以更加主动地参与学习，提高学习的积极性和主动性；同时，学生也能够更好地解决困难，提高学习效果；此外，个性化辅导还可以促进学生的个性发展，培养学生的创新精神和实践能力，为其未来的发展打下良好的基础。

（四）自主学习支持

在教育教学中，自主学习支持是一种重要的教学方式，它通过给予学生自主学习的空间和支持，鼓励学生根据自己的学习节奏和方式进行学习，提高学生的学习兴趣和学习效果。自主学习支持的核心是以学生为主体，关注学生的自主学习需求，为其提供自主学习的支持和指导。自主学习支持的理论基础主要包括认知心理学和教育心理学。认知心理学认为，学生在学习过程中应该是主动的，自主学习可以提高学生的学习兴趣和学习效果。教育心理学认为，学生在学习过程中应该是自主的，自主学习可以培养学生的学习能力和解决问题的能力，促进其全面发展。

实施自主学习支持的方法主要包括提供自主学习的空间和条件、激发学生的学习兴趣和主动性、提供自主学习的支持和指导等。在提供自主学习的空间和条件方面，可以为学生提供良好的学习环境和学习资源，如图书馆、实验室等，为其自主学习提供支持。在激发学生的学习兴趣和主动性方面，可以通过讲授、讨论、实验等方式，激发学生的学习兴趣和主动性，提高其自主学习的积极性。在提供自主学习的支持和指导方面，可以根据学生的学习特点和需求，提供个性化的学习支持和指导，帮助学生解决困难，提高学习效果。实施自主学习支持的效果主要表现在提高学生学习的积极性和主动性、提高学习效果、培养学生的学习能力和解决问题的能力等方面。通过自主学习支持，学生可以更加主动地参与学习，提高学习的积极性和主动性；同时，学生也能够更好地解决困难，提高学习效果；此外，自主学习支持还可以培养学生的学习能力和解决问题的能力，为其未来的发展打下良好的基础。

（五）反馈和调整

在教育教学中，及时收集学生的学习反馈，根据反馈结果调整教学内容和教学方式，是提高教学效果的重要方式之一。反馈和调整的核心是以学生为中心，关注学生的学习情况和需求，及时调整教学策略，提高教学的针对性和有效性。反馈和调整的理论基础主要包括认知心理学和教育心理学。认知心理学认为，学习是一个动态过程，及时的反馈可以帮助学生及时调整学习策略，提高学习效果。教育心理学认为，学生的学习效果与教学的反馈和调整密切相关，及时的反馈和调整可以提高教学的针对性和有效性。

实施反馈和调整的方法主要包括收集学生的学习反馈、分析反馈结果、调整教学内容和教学方式等。在收集学生的学习反馈方面，可以通过问卷调查、小组讨论、教学反思等方式，收集学生的学习反馈，了解学生的学习情况和需求。在分析反馈结果方面，可以根据学生的反馈结果，分析教学存在的问题和不足之处，为后续的教学调整提供依据。在调整教学内容和教学方式方面，可以根据学生的学习反馈，调整教学内容和教学方式，提高教学的针对性和有效性，提高学生的学习效果。通过反馈和调整，教师可以及时了解学生的学习情况和需求，调整教学内容和教学方式，提高教学的针对性和有效性，提高教学效果；同时，学生也能够感受到教师的关注和支持，提高学习动力和兴趣；此外，反馈和调整还可以促进教师教学水平的提高，不断提高教学质量。通过智能化学习系统和个性化教学的应用，可以更好地满足学生的学习需求，提高学生的学习积极性和学习效果，促进人体解剖学教学的质量和效果的提升。

第五章 新视野下的人体解剖学教师队伍建设与教学团队构建

第一节 人体解剖学教师的素质与能力要求

一、人体解剖学教师的素质要求

(一) 专业知识扎实

作为人体解剖学教师,扎实的专业知识是其必备的素质之一。这不仅包括对人体解剖学理论的熟悉,更重要的是对人体结构、功能和相互关系等方面的深入了解。只有具备了这样的知识储备,教师才能够在教学中做到深入浅出,让学生更好地理解和掌握解剖学知识。人体解剖学教师应该对人体的结构有全面深入的了解。这包括对人体各个系统的结构特点、器官间的相互关系、器官的形态结构等方面的认识。只有对人体结构有深入的认识,教师才能够在教学中做到言之有物,让学生对人体结构有着清晰准确的认识。

人体解剖学教师还应该对人体器官的功能有清晰的认识。人体的每个器官都有着特定的功能,而这些功能又与器官的结构密切相关。教师应该能够将结构和功能相结合,让学生明白人体结构与功能之间的密切联系,帮助他们更好地理解人体的生理过程。人体解剖学教师还应该对人体各个器官之间的相互关系有清晰的认识。人体的各个器官不是孤立存在的,它们之间存在着复杂的联系和相互作用。教师应该能够将这种相互关系呈现给学生,让他们理解人体各个器官之间的协调配合,以及它们共同构成了一个完整的生命体系。

（二）教学经验丰富

在人体解剖学教学中，教师的教学经验是非常重要的。丰富的教学经验可以帮助教师更好地设计教学内容，选择合适的教学方法，有效地组织和展开教学活动，提高教学效果。教学设计是教学工作的重要组成部分，良好的教学设计可以提高教学的针对性和有效性。教师应根据学生的学习特点和教学目标，设计合理的教学计划和教学内容，使教学过程更加有序和高效。不同的教学内容和学生群体需要采用不同的教学方法。教师应根据教学内容和学生的实际情况，灵活运用各种教学方法，如讲授、讨论、实验等，激发学生的学习兴趣，提高学习效果。

教学评价是教学过程中的重要环节，可以帮助教师了解学生的学习情况，及时调整教学策略。教师应制定科学合理的评价标准和方法，对学生的学习情况进行全面客观的评价，促进学生的全面发展。教师还应具有丰富的课堂管理经验。良好的课堂管理可以营造良好的学习氛围，提高教学效果。教师应具备良好的组织能力和沟通能力，能够有效地组织和管理课堂教学活动，保障教学秩序的正常进行。

（三）热爱教学

热爱教学意味着教师对于教育事业的热情和责任心，以及对学生学习的兴趣和积极性的激发。一个热爱教学的教师不仅仅能传授知识，更是引领学生发现、思考和实践的良师益友。教师热爱教学，首先表现在对教育事业的热情和责任心上。教育是一项崇高的事业，而教师是教育的主要实施者。热爱教学的教师深知自己的使命和责任，他们不仅仅是知识的传授者，更是学生人生道路上的引路人。他们用心去教，用爱去育，用智慧去启迪，用责任去担当，始终坚守初心，不断追求卓越。

教学是一个互动的过程，只有教师散发出的热情和魅力能够感染学生，激发他们对知识的渴望和追求。热爱教学的教师不仅仅能传授知识，更是引导学生主动学习的引导者。他们善于发现学生的特长和潜能，通过提升学生的学习兴趣，激励学生的学习动力，引导学生自主探究，培养学生的创新能力和实践能力。热爱教学是每一位教师都应该具备的品质。只有热爱教学，才能够真正做到以学生为中心，关注学生的全面发展；只有热爱教学，才能够不断提高教育教学质量，为社会培养更多更优秀的人才。因此，作为一名教师，应该始终怀着一颗热爱教学的心，不断提高自身的教育教学水平，为教育事业的发展贡献自己的力量。

(四) 良好的沟通能力

教师需要与学生、家长和同事进行有效的沟通，建立良好的师生关系，促进教学质量的提高。良好的沟通能力不仅可以帮助教师更好地传授知识，还可以增进师生之间的理解和信任，为学生的发展和成长提供更好的支持和指导。教师要想有效地教育学生，就必须与学生建立起良好的互动关系，这就需要教师具备良好的沟通技巧。通过与学生进行有效的沟通，教师可以更好地了解学生的需求和特点，有针对性地进行教学设计，从而更好地激发学生的学习兴趣和积极性，提高教学效果。

家长是学生成长过程中重要的参与者，与家长保持良好的沟通可以让他们更加了解学生在学校的情况，及时发现和解决问题，共同关注学生的学习和成长。通过与家长的沟通，教师可以更好地倾听家长的意见和建议，更好地促进家校合作，共同为学生的全面发展而努力。良好的沟通能力也可以帮助教师与同事建立良好的合作关系。教育教学工作是一项团队工作，教师需要与同事进行良好的合作，共同完成学校的教育教学任务。通过与同事的沟通，教师可以更好地交流教学经验，分享教学资源，共同探讨教育教学中的问题和挑战，共同提高教学水平，为学生提供更好的教育服务。

(五) 科研能力

教师作为教育教学的主体和实施者，具备一定的科研能力至关重要。科研能力可以帮助教师不断提升自己的专业水平，拓展教学思路，提高教学效果，为学生提供更加科学的教育。因此，教师应该注重科研能力的培养和提升，不断提高自身的科研水平，为教育事业的发展贡献自己的力量。教师是知识的传播者和引导者，只有具备扎实的专业知识和科学的教育理念，才能够更好地完成教育教学任务。通过开展科研工作，教师可以不断深化对专业知识的理解和掌握，及时了解教育教学领域的最新动态和研究成果，不断提升自己的专业水平，为教学提供科学依据和支持。

教学是一个不断探索和创新的过程，只有教师具备了丰富的教学经验和科学的教学方法，才能够更好地激发学生的学习兴趣和积极性，提高教学效果。通过开展科研工作，教师可以不断总结教学经验，探索教学方法，拓展教学思路，不断提高教学效果，实现教育教学目标的有效实施。另外，具备一定的科研能力可以帮助教师为学生提供更加科学的教育。教育是一项科学事业，只有教师具备了科学的教育理念和方法，才能够更好地指导学生的学习和发展。通过开展科研工作，教师可以不断提高教育教学水平，为学生提供更加科学的教育，促进学生的全面发展。

（六）团队合作精神

教师作为教育事业的从业者，需要与同事密切合作，共同完成学校的教育教学任务，促进学生的全面发展。具备良好的团队合作精神不仅可以提高教学效果，还可以增强学校的凝聚力和战斗力，为学校的发展注入新的活力。团队合作精神可以帮助教师更好地发挥个人优势，实现优势互补。教师在教育教学中具有各自的专业特长和教学经验，通过团队合作，可以将各自的优势进行整合，形成合力，共同完成教育教学任务。团队合作不仅可以提高工作效率，还可以促进个人的成长和进步，实现个人价值和团队目标的有机结合。

团队合作精神可以帮助教师更好地解决教育教学中遇到的问题和困难。教育教学是一个复杂的系统工程，需要教师之间密切合作，共同研究和解决问题。通过团队合作，教师可以集思广益，共同探讨问题的根源和解决办法，找到最佳的解决方案，提高教学质量，促进学生的全面发展。团队合作精神可以帮助教师更好地培养学生的团队合作意识和能力。教育教学不仅是知识的传授，更是品德的塑造。通过教师之间的团队合作，可以为学生树立良好的榜样，教会他们团队合作的重要性，培养他们的团队合作意识和能力，为他们未来的发展打下良好的基础。

二、人体解剖学教师的能力要求

（一）教学设计能力

良好的教学设计能力意味着教师能够根据学生的学习特点和需求，设计符合教学目标的教学方案，从而提高教学效果，激发学生的学习兴趣和积极性。教师应该注重教学设计能力的培养和提升，不断完善自己的教学方案，提高教学质量，为学生提供更加优质的教育。良好的教学设计能力可以帮助教师更好地把握教学内容和教学方法。教学设计是教学活动的重要组成部分，它直接影响着教学效果。通过科学合理的教学设计，教师可以清晰地确定教学目标，选择合适的教学内容和教学方法，从而提高教学效果，使学生更加容易理解和掌握知识，提高学习效率。

　　每个学生都有自己的学习特点和学习需求，教师应该根据学生的实际情况，设计灵活多样的教学方案，满足不同学生的学习需求。通过关注学生的学习特点和需求，教师可以更好地激发学生的学习兴趣和积极性，提高学习效果。良好的教学设计能力可以帮助教师更好地反思和改进教学实践。教学设计不是一成不变的，教师应该根据教学实践情况，及时对教学方案进行调整和改进。通过反思和改进教学实践，教师可以不断提高教学质量和完善教学方案，提高自己的教学水平，为学生提供更加优质的教育。

（二）教学方法灵活多样

　　教学方法的选择直接影响着教学效果，只有教师具备了灵活多样的教学方法，才能够更好地适应不同的教学内容和学生的实际情况，提高教学效果，激发学生的学习兴趣和积极性。因此，教师应该注重教学方法的灵活运用，不断丰富和完善自己的教学方法，提高教学质量，为学生提供更加优质的教育。灵活多样的教学方法可以帮助教师更好地激发学生的学习兴趣和积极性。学生的学习兴趣和积极性是学习的重要动力，只有激发了学生的学习兴趣和积极性，才能够提高学习效果。通过灵活多样的教学方法，教师可以根据学生的特点和需求，设计生动有趣的教学活动，激发学生的好奇心和求知欲，提高学习积极性，使学生更加愿意参与到教学活动中来。

　　教育的目的不仅仅是传授知识，更重要的是培养学生的综合素质。通过灵活多样的教学方法，教师可以设计多样化的教学活动，既满足学生的认知需求，又满足学生的情感需求和实践需求，促进学生的全面发展，培养学生的创新能力和实践能力。灵活多样的教学方法可以帮助教师更好地应对不同教学内容和学生的实际情况。每个教学内容都有其独特的特点，每个学生都有其独特的学习方式和学习需求，教师应该根据具体情况选择合适的教学方法。通过灵活多样的教学方法，教师可以根据不同的教学内容和学生的实际情况，选择最适合的教学方法，提高教学效果，使学生更加容易理解和掌握知识。

（三）学生指导能力

　　良好的学生指导能力意味着教师能够及时解答学生的问题，指导学生的学习，帮助学生解决学习中遇到的困难，促进学生的全面发展。教师应该注重学生指导能力的培养和提升，不断提高自己的学生指导水平，为学生的学习提供更好的支持和指导。良好的学生指导能力可以帮助教师更好地了解学生的学习情况和学习需求。每个学生都有自己的学习特点和学习需求，教师应该根据学生的实际情况，有针对性地指导学生的学习。通过与学生的交流和互动，教师可以了解学生的学习情况，及时发现学生的学习问题，指导学生制定科学合理的学习计划，帮助学生解决学习中遇到的困难，提高学习效果。

学习是一个主动的过程，只有激发了学生的学习兴趣和积极性，才能够提高学习效果。通过与学生的交流和互动，教师可以了解学生的兴趣和特长，根据学生的兴趣和特长，设计符合学生需求的学习活动，激发学生的学习兴趣和积极性，使学生更加愿意学习，从而提高学习效果。良好的学生指导能力可以帮助教师更好地促进学生的全面发展。教育的目的不仅仅是传授知识，更重要的是培养学生的综合素质。通过与学生的交流和互动，教师可以了解学生的特长和潜能，为学生提供个性化的指导和支持，促进学生的全面发展，培养学生的创新能力和实践能力。

（四）课堂管理能力

良好的课堂管理能力意味着教师能够有效地组织课堂教学活动，合理安排学生的学习时间和学习任务，营造良好的学习氛围，提高教学效果。教师应该注重课堂管理能力的培养和提升，不断完善自己的课堂管理技巧，提高课堂管理水平，为学生提供更好的教育服务。课堂教学是教师实施教学的重要场所，有效的课堂管理是教学工作的基础。通过良好的课堂管理，教师可以合理安排教学内容和教学步骤，确保教学进度的顺利进行，提高教学效率，使学生更加专注于学习，更好地理解和掌握知识。

学习氛围是影响教学效果的重要因素之一，良好的学习氛围可以激发学生的学习兴趣和积极性，提高学习效果。通过良好的课堂管理，教师可以创设积极向上的学习氛围，引导学生形成良好的学习习惯和态度，提高学生的学习动力和学习效果。良好的课堂管理能力可以帮助教师更好地与学生进行有效的互动。课堂教学是教师与学生进行互动的主要场所，通过有效的课堂管理，教师可以与学生建立良好的师生关系，促进师生之间的沟通和交流，增强学生对教学内容的理解和接受，提高教学效果。

（五）评价能力

良好的评价能力意味着教师能够对学生的学习情况进行全面、客观的评价，及时发现学生存在的问题和困难，为学生提供针对性的指导和帮助，促进学生的学习和发展。教师应该注重评价能力的培养和提升，不断完善评价方法，提高评价水平，为学生的学习提供更好的支持和指导。每个学生都有自己的学习特点和学习需求，教师应该根据学生的实际情况，有针对性地评价学生的学习情况，及时发现学生存在的问题和困难，为学生提供针对性的指导和帮助，促进学生的学习和发展。

学生的学习兴趣和积极性是学习的重要动力，只有激发了学生的学习兴趣和积极性，才能够提高学习效果。通过良好的评价能力，教师可以及时肯定学生的优点和进步，鼓励学生继续努力，激发学生的学习兴趣和积极性，提高学习效果。良好的评价能力可以帮助教师更好地促进学生的全面发展。教育的目的不仅仅是传授知识，更重要的是培养学生的综合素质。通过良好的评价能力，教师可以全面客观地评价学生的学习情况和学习表现，为学生提供全面发展的指导和帮助，促进学生的全面发展，培养学生的创新能力和实践能力。

（六）创新能力

教师的创新能力在教学中起着至关重要的作用。作为教学的主导者，教师应当具备持续探索和创新的能力，以不断提高教学质量和效果。创新能力使教师能够及时应对教学中出现的各种挑战和问题。教学环境和学生需求不断变化，传统的教学方法和手段变得不够有效，因此教师需要具备创新能力，及时调整教学策略，以适应不断变化的教学需求。创新能力有助于教师开发出更加生动、富有创意的教学内容和方式。通过创新，教师可以设计出更加贴近学生实际生活和学习需求的教学内容，激发学生的学习兴趣，提高学习积极性。例如，教师可以结合实际案例进行教学，引导学生通过解决实际问题，培养问题解决能力和创新思维。

教师在不断探索和创新中，会积累丰富的教学经验和方法，不断完善和提高自己的教学能力。通过不断反思和总结，教师可以发现教学中存在的不足和问题，进而通过创新提高教学效果，提升自身的教学水平。在教学实践中，随着教育理念和技术的不断更新，老师们需要具备不断探索、创新的能力，以提高教学效果，满足学生多样化的学习需求。创新教学方法、教学手段，可以使教学更加生动、富有趣味性，激发学生的学习兴趣，提高学习积极性。同时，创新也是教师提高个人教学水平、职业发展的重要途径。通过创新，教师可以更好地适应教育教学改革的需要，不断提升自身的竞争力。因此，教师应该不断学习、不断创新，提高自身的创新能力，为学生提供更好的教育教学服务。

人体解剖学教师应具备扎实的专业知识、丰富的教学经验、热爱教学、良好的沟通能力、科研能力、团队合作精神等素质，同时还应具备教学设计能力、教学方法灵活多样、学生指导能力、课堂管理能力、评价能力和创新能力等能力。只有具备这些素质和能力，教师才能够胜任人体解剖学教学工作，提高教学质量，培养优秀的医学人才。

第二节　人体解剖学教师培训与发展机制构建

人体解剖学教师培训是提高人体解剖学教学质量和教师水平的重要途径。建立健全的人体解剖学教师培训体系，不仅可以提高教师的专业知识水平和教学技能，还可以促进人体解剖学教学方法的创新与发展。

一、人体解剖学教师培训

（一）培训内容

在人体解剖学教师培训中，培训内容的设计至关重要。培训内容应该全面、系统地覆盖解剖学的理论知识、教学方法与技能以及教学案例分析等方面，以提高教师的教学水平和实践能力。在解剖学理论知识方面，培训内容应该包括人体解剖学的基本概念、组织结构、器官系统、解剖学术语等内容。教师需要全面理解人体结构与功能的关系，掌握人体各器官系统的解剖结构与生理功能，以便能够深入浅出地向学生讲解解剖学知识，使学生能够清晰地理解人体结构与功能的关系。

在教学方法与技能方面，培训内容应该涵盖教学设计、教学组织与管理、教学评价等内容。教师需要学会制定教学目标，设计教学内容与方法，灵活运用多种教学手段，提高教学的针对性和实效性。同时，教师还需要具备良好的教学组织与管理能力，能够有效地组织课堂教学活动，调动学生学习的积极性。此外，教师还应该能够科学地评价学生的学习情况，及时发现并解决学生在学习中存在的问题，提高教学效果。在教学案例分析方面，培训内容应该包括解剖学教学案例的分析与讨论。通过分析教学案例，教师可以深入了解解剖学教学中可能遇到的问题和挑战，探讨解决问题的有效方法，提高应对复杂教学情境的能力。同时，教师还可以通过案例分析，积累丰富的教学经验，不断完善自己的教学方法与技能。

（二）培训形式

在人体解剖学教师培训中，采用多样化的培训形式是至关重要的。首先，集中培训是一种常见的形式，通过集中在时间上的安排，可以让教师有充分的时间和空间去学习和研究。集中培训通常包括系统的课程安排和专业知识的传授，有助于教师对人体解剖学知识体系的全面理解和掌握。研讨会是培训的另一种形式，它注重的是教师之间的互动和交流。在研讨会上，教师们可以分享彼此的经验和教学方法，共同探讨人体解剖学教学中的问题和挑战。通过研讨会，教师们可以开阔思维，拓宽视野，提高解决问题的能力。讲座通常由资深教师或专家学者主讲，内容涵盖人体解剖学的前沿知识和研究进展。通过听讲座，教师们可以及时了解最新的教学理念和方法，不断更新自己的教学观念，提高教学水平。人体解剖学是一门实践性很强的学科，通过实践教学，教师们可以更好地理解人体结构和功能，并将理论知识应用到实际教学中。实践教学可以是在实验室里进行解剖实验，也可以是在临床环境中进行观察和实践操作，通过实践，教师们可以提高自己的技能和经验，为教学工作提供更好的支持。

（三）培训评估

为了确保人体解剖学教师培训的效果和质量，建立完善的培训评估机制是至关重要的。评估应该从培训前开始，通过调查问卷或面对面访谈等方式，了解教师的培训需求和期望，以此为基础制定培训计划。这样可以确保培训内容和形式的针对性和实用性，提高培训的效果。培训过程中的评估也是必不可少的。可以通过定期的考试或作业来评估教师的学习情况和掌握程度，及时发现问题并进行调整。同时，还可以邀请专家进行现场观察和评估，了解培训效果，及时调整培训方向和方法。培训后的评估也是评估机制的重要组成部分。可以通过问卷调查、访谈或观察等方式，了解教师对培训效果的评价和反馈，收集他们的建议和意见，为未来的培训提供参考和借鉴。通过持续的评估，可以不断改进培训内容和形式，提高培训的实效性和持续性。

二、人体解剖学发展机制构建

（一）课程体系建设

在高等医学教育中，建立健全的人体解剖学课程体系至关重要。这一体系应该包括基础解剖学和临床解剖学等多个方面，以确保学生在理论和实践方面都能够得到全面的培养和发展。基础解剖学是人体解剖学课程体系中的基础，它涵盖了人体解剖学的基本知识和基本技能。在基础解剖学课程中，学生应该学习到人体的基本结构、器官的形态和功能以及人体各系统之间的关系。通过基础解剖学的学习，学生可以建立起对人体结构和功能的整体认识，为日后的临床实践打下坚实的基础。

临床解剖学是人体解剖学课程体系中的重要组成部分，它与临床医学密切相关。在临床解剖学课程中，学生将学习到人体解剖学在临床医学中的应用，包括解剖学在临床诊断、手术治疗等方面的重要性。通过学习临床解剖学，学生可以将所学知识与实际临床实践相结合，提高解剖学实践能力和临床应用能力。除了基础解剖学和临床解剖学外，人体解剖学课程体系还应该包括其他相关内容，如人体解剖学的研究方法、解剖学与其他学科的关系等。这些内容可以帮助学生更好地理解人体解剖学的基本原理和应用，提高学生的综合素质和解决问题的能力。

（二）教学团队建设

在建立高水平的人体解剖学教学团队方面，首先需要拥有一支专业教师队伍。这些专业教师应该具有深厚的人体解剖学知识和丰富的教学经验，能够将复杂的解剖学知识以简洁明了的方式传授给学生。同时，专业教师还应该具有良好的教学能力和团队合作精神，能够与团队其他成员密切配合，共同提高教学质量。建立高水平的人体解剖学教学团队还需要吸引临床医师等多个领域的专业人员加入。这些临床医师具有丰富的临床经验和实践能力，能够将自己的临床经验与解剖学知识相结合，为学生提供更加实用和有针对性的教学内容。通过与专业教师的合作，临床医师可以更好地理解教学需求，提高教学质量，实现教学资源共享，提高教学效率。建立高水平的人体解剖学教学团队还需要不断加强教师之间的交流与合作。教师们可以通过定期的教学讨论会、学术研讨会等形式，分享教学经验、交流教学方法，共同提高教学水平。通过教师之间的交流与合作，可以促进教学资源的共享，提高教学质量，为学生提供更加优质的教学服务。

（三）教学方法创新

在人体解剖学教学中，创新教学方法对于提高学生学习积极性和探索精神至关重要。一种创新的教学方法是问题导向学习。在问题导向学习中，教师可以根据学生的学习需求和实际情况，提出一系列具有挑战性的问题，引导学生通过独立思考和合作探讨，找到问题的解决方案。通过问题导向学习，学生可以主动参与到学习过程中，培养解决问题的能力和团队合作精神，提高学习的效果和质量。另一种创新的教学方法是案例教学。在案例教学中，教师可以选取一些具有代表性的临床案例或实际问题，让学生通过分析和讨论，探讨解剖学知识在解决实际问题中的应用。通过案例教学，学生可以将所学知识与实际问题相结合，加深对解剖学知识的理解和应用，提高学习的深度和广度。此外，创新的教学方法还包括多媒体教学、远程教学等。多媒体教学可以通过图文、动画、视频等形式，生动直观地展示解剖学知识，激发学生的学习兴趣。远程教学可以通过互联网等技术手段，将解剖学教学资源送到学生身边，方便学生随时随地进行学习，提高教学的灵活性和便捷性。

（四）教学设施建设

为了提高人体解剖学教学的效果和培养学生的实践能力，建立现代化的人体解剖学实验室和教学设施至关重要。现代化的教学设施应该包括先进的解剖学实验仪器和设备，如数字解剖台、虚拟解剖软件等。这些设施可以帮助学生更加直观地了解人体结构和功能，提高学生的学习兴趣和学习效果。现代化的人体解剖学实验室还应该配备一流的教学设备，如投影仪、实时采集系统等。这些设备可以帮助教师将解剖学知识生动地呈现给学生，提高教学效果。此外，实验室还应该具有良好的实验环境和安全设施，确保学生在实验过程中的安全。

除了教学设备外，现代化的人体解剖学实验室还应该配备资深的教师和技术人员。这些教师和技术人员应该具有丰富的实践经验和专业知识，能够为学生提供高质量的教学服务。通过与教师和技术人员的密切合作，学生可以更好地理解和应用解剖学知识，提高实践能力和应用能力。人体解剖学教师培训和发展机制的构建是提高人体解剖学教学质量和教师水平的重要途径。只有建立健全的培训体系和发展机制，才能促进人体解剖学教学的不断创新与发展，为学生提供更加优质的教育教学服务。

第三节　人体解剖学教学团队的建设与管理

一、人体解剖学教学团队的建设

建设一个高效的人体解剖学教学团队是提高教学质量的关键。团队成员应包括专业教师、临床医师和技术人员，他们应该具备丰富的教学经验和实践能力。

（一）人员选拔与培训

在人体解剖学教学团队中，人员的选拔和培训是非常重要的。首先，需要选择具有较高解剖学水平和丰富教学经验的专业教师和临床医师。这些教师和医师不仅在解剖学理论方面有扎实的知识基础，还具有丰富的实践经验，能够有效地传授解剖学知识和技能给学生。其次，需要注重团队成员的培训和进修，提升他们的教学和实践能力。通过不断的培训和进修，团队成员可以学习到最新的教学方法和理念，提高自己的教学水平，为学生提供更好的教学服务。

在人员选拔方面，应该注重教师和医师的专业背景和教学经验。对于教师来说，应该具有医学相关专业的本科或以上学历，具备扎实的解剖学理论知识和丰富的教学经验。对于临床医师来说，应该具有执业医师资格，有丰富的临床经验和解剖学实践经验，能够将理论知识与临床实践相结合，为学生提供更加全面和深入的教学内容。在培训和进修方面，可以采取多种形式，如参加解剖学相关的学术会议和研讨会、进行教学案例分享和交流、参与教学技能培训和实践操作等。通过这些培训和进修活动，团队成员可以不断提升自己的教学和实践能力，为学生提供更加优质的教学服务。

（二）团队合作与协作

团队合作与协作在人体解剖学教学中是至关重要的。建立有效的沟通机制和团队文化，可以促进团队成员之间的密切合作，共同努力提高教学质量。团队合作与协作可以促进教学资源的共享与整合。团队成员可以共同分享教学案例、教学方法和教学技巧，从而丰富教学内容，提高教学效果。通过合作与协作，团队成员可以充分利用各自的优势，共同为提高教学质量而努力。团队成员可以共同商讨和制定教学计划，合理安排教学进度和教学内容，确保教学工作的顺利进行。通过合作与协作，团队成员可以共同解决教学中的问题，提高教学效率。团队合作与协作可以促进教学活动的组织与实施。团队成员可以共同策划和组织各类教学活动，如讲座、实验、实习等，确保教学活动的顺利进行。通过合作与协作，团队成员可以共同评估教学效果，及时调整教学策略，提高教学质量。

（三）教学资源共享

在人员选拔与培训方面，提升解剖学教师和临床医师的教学水平和实践能力至关重要。在人员选拔方面，应当注重选择具有较高解剖学水平和丰富教学经验的专业人员。这些人员不仅需要具备扎实的专业知识和丰富的实践经验，还应当具备良好的教学能力和沟通能力，能够有效地传授知识和激发学生的学习兴趣。在选拔过程中，可以通过面试、教学演示等方式全面评估候选人的综合能力，以确保选择到最适合的人才。在人员培训方面，应当注重团队成员的培训和进修。针对不同层次和不同需求的教师和医师，可以开展系统的培训计划和课程，包括解剖学知识的深入学习、教学方法的探讨和实践能力的提升等内容。培训可以结合实际教学和临床实践，通过案例分析、讨论和实际操作等方式，帮助团队成员更好地理解和掌握知识，提升教学和实践能力。此外，还可以邀请专家学者进行讲座和交流，引导团队成员不断学习和进步，保持教学工作的活力和创新。

（四）技术设备支持

在现代医学教育中，技术设备的支持对于提升教学效果和实践能力至关重要。其中，数字解剖台是一种先进的教学技术设备，可以帮助学生更直观地理解人体结构和解剖学知识。通过数字解剖台，学生可以实时观察人体各个部位的结构和组织，了解其位置关系和功能特点，有助于加深对解剖学知识的理解和记忆。同时，数字解剖台还可以模拟解剖操作过程，让学生在虚拟环境中进行实践操作，提高他们的实践能力和操作技能。

虚拟解剖软件也是一种重要的教学技术设备，可以帮助学生在计算机上进行解剖学学习和实践。虚拟解剖软件通过三维建模和动画演示，展示人体各个部位的结构和功能，让学生可以在计算机上进行虚拟解剖实验，观察和探索人体结构，加深对解剖学知识的理解和记忆。与传统的解剖学学习相比，虚拟解剖软件具有更直观、更生动的特点，能够激发学生的学习兴趣，提高他们的学习效果和成绩。

提供先进的教学技术设备和支持对于提升解剖学教学效果和实践能力至关重要。数字解剖台和虚拟解剖软件作为重要的教学技术设备，可以帮助学生更直观地理解人体结构和解剖学知识，提高他们的实践能力和操作技能，激发学习兴趣，提高学习效果和成绩。因此，学校和教育机构应当重视技术设备的更新和维护，不断提升教学水平和质量，为学生提供更好的教育和服务。

（五）持续改进与创新

在解剖学教育领域，持续改进与创新是提高教学质量和效果的关键。教学方法的改进和创新可以帮助教师更好地适应不断变化的教学需求，提高教学效果和学生的学习体验。因此，鼓励团队成员不断改进和创新教学方法是非常必要和重要的。团队成员可以通过参加教学培训和研讨会等活动，了解最新的教学理念和方法，不断更新自己的教学观念和方法。通过与同行进行交流和分享，可以获得更多的启发和想法，帮助改进和创新教学方法。此外，还可以利用现代技术手段，如网络教学平台和多媒体教学资源，丰富教学内容和形式，提高教学效果和吸引力。

团队成员可以积极探索和尝试新的教学方法和工具，如案例教学、问题导向学习、团队合作学习等，以提高教学效果和学生的学习兴趣。通过不断尝试和实践，可以发现更适合自己和学生的教学方法，提高教学效果和质量。持续改进与创新是提高解剖学教学质量和效果的重要途径。通过不断更新教学理念和方法，积极探索和尝试新的教学方法和工具，可以帮助团队成员更好地适应教学需求的变化，提高教学效果和学生学习体验。因此，学校和教育机构应当重视团队成员的教学改进和创新，为其提供必要的支持和资源，推动教学质量和效果的持续提升。

二、人体解剖学教学团队的管理

（一）领导力与激励

在解剖学教育中，团队领导的领导力和激励能力对于激发团队成员的工作热情和创造力至关重要。首先，领导力是团队领导者必备的能力之一。领导者需要具备良好的沟通能力、决策能力和组织能力，能够有效地指导和管理团队成员，带领团队向着共同的目标前进。同时，领导者还需要具备较强的团队建设能力，能够激励团队成员团结协作，共同努力，实现团队的发展和壮大。激励能力是团队领导者必备的另一项重要能力。领导者需要善于发现团队成员的优势和潜力，通过激励，激发他们的工作热情和创造力。激励可以采取多种形式，如奖励制度、晋升机制、培训机会等，能够有效地调动团队成员的积极性和主动性，提高团队的工作效率和成果。团队领导的领导力和激励能力对于解剖学教育的发展和提升至关重要。通过较强的领导力和激励能力，团队领导者可以有效地管理和指导团队成员，激发他们的工作热情和创造力，推动解剖学教育的不断发展和进步。因此，学校和教育机构应该重视团队领导能力的培养和提升，为其提供必要的培训和支持，提高其领导力和激励能力，促进解剖学教育的持续发展和提升。

（二）目标与规划

为了确保人体解剖学教学团队的工作有序进行，团队需要制定明确的教学目标和规划。这包括明确每个成员的职责和任务，确保团队工作高效而有序。制定明确的教学目标可以帮助团队更好地规划教学工作。教学目标应该符合教育教学要求，明确具体、可衡量的目标，以便团队成员明确工作方向，统一行动，共同实现教学目标。

制定明确的教学规划可以帮助团队合理安排教学内容和进度。教学规划应该包括教学内容、教学方法、教学进度等方面的安排，确保教学工作有条不紊地进行，同时考虑到学生的学习需求和团队成员的实际情况，合理安排每个阶段的工作任务。明确每个成员的职责和任务可以提高团队工作的效率和效果。每个成员应该清楚自己的工作职责和任务，按照教学规划和目标，认真履行自己的职责，确保团队工作顺利进行，达到预期的教学效果。

（三）绩效考核与激励机制

在现代教育管理中，建立科学的绩效考核和激励机制对于提高教学效果、激发教师的工作积极性和创造性具有重要意义。绩效考核和激励机制是教育管理中的重要手段，它能够通过对教师工作表现的评价和奖惩激励，促进教师的专业发展和工作质量提高，进而提高学校整体的教学水平和竞争力。通过明确的考核指标和评价体系，可以客观公正地评价教师在教学、科研、管理等方面的表现，为教师提供改进和提升的方向。例如，可以根据学生的学习成绩、家长和同事的评价、教学反思和研究成果等来评价教师的教学水平和专业能力，从而实现对教师工作表现的全面评估。

激励机制可以通过物质奖励和精神激励来激发教师的工作热情和积极性。物质奖励可以是奖金、晋升机会、学术资助等，这些奖励可以直接体现在教师的工资和职称上，激励教师更加努力地工作。而精神激励则可以是表彰、荣誉证书、学术称号等，这些激励虽然不能直接带来经济利益，但能够激发教师的自豪感和成就感，增强其对工作的认同和投入。建立绩效考核和激励机制还可以促进教师之间的合作与共享。通过团队绩效考核和奖励机制，可以激励教师之间的合作与竞争意识，促进团队内部的协作和共享，提高整个团队的绩效水平。例如，可以设立团队奖励机制，对团队合作取得突出成绩的给予奖励，鼓励团队成员共同努力，共享成果。

（四）沟通与协调

为了确保人体解剖学教学团队的工作顺利进行，团队需要保持良好的沟通与协调。这包括团队内外的沟通，及时解决问题，确保教学工作的顺利进行。在团队内部，需要建立良好的沟通机制。团队成员之间应该保持密切的联系，及时交流教学进展、问题和需求，确保信息畅通，避免信息不对称和误解。通过定期召开团队会议、建立在线沟通平台等方式，可以有效促进团队内部的沟通与协调。在团队外部，也需要与其他相关部门和人员保持良好的沟通。人体解剖学教学需要与医学院校、医院临床科室等部门合作，共同完成教学任务。团队应该与这些部门和人员保持密切联系，及时交流合作需求和问题，确保教学工作的顺利进行。团队需要及时解决出现的问题，确保教学工作的顺利进行。在教学过程中可能会出现各种问题，如教学设备故障、教学内容不符合学生需求等。团队应该及时发现问题，采取有效措施解决问题，确保教学工作不受影响，保证教学质量。

（五）团队建设与培训

在现代教育管理中，团队建设和培训是提高教学质量和教师专业水平的重要手段之一。加强团队建设，可以增强团队的凝聚力和合作意识，促进团队成员之间的交流与合作；而有效的培训机制，则可以提升教师的专业水平和教学能力，从而提高整个团队的教学质量和竞争力。通过组织团队活动、定期召开团队会议、建立团队文化等方式，可以增进团队成员之间的了解和信任，形成良好的团队氛围。例如，可以组织团队拓展训练、团队建设游戏等活动，培养团队成员的团队意识和合作精神，增强团队的凝聚力。

通过建立团队内部的沟通渠道和信息共享机制，可以促进团队成员之间的信息交流和经验分享，提高团队整体的工作效率和协作能力。例如，可以建立团队内部的在线平台或社交群，方便团队成员随时交流想法和解决问题。另外，团队建设也可以通过激励机制来提高团队成员的工作积极性和创造性。通过设立团队奖励机制，表彰团队成员的优秀表现，激励其更加努力地工作，提高团队整体的绩效水平。例如，可以设立团队奖金、团队荣誉等奖励，鼓励团队成员共同努力，共享成果。有效的培训机制是提升教师专业水平和教学能力的关键。通过不断地组织培训活动、开展专业知识更新和教学技能提升，可以帮助教师不断提升自己的教学水平和专业能力，从而提高整个团队的教学质量。例如，可以组织专业知识讲座、教学方法研讨会等培训活动，帮助教师及时了解最新的教育理论和教学方法，提高其教学水平和专业素养。

（六）创新与改进

在当今教育领域，团队建设和培训对于提升教学质量和教师专业水平至关重要。团队建设不仅能够增强团队的凝聚力和合作意识，还能促进团队成员之间的交流与合作；而培训则可以提升教师的专业水平和教学能力，进而提高整个团队的教学质量和竞争力。团队建设是加强团队凝聚力和合作意识的有效途径。通过组织团队活动、定期召开团队会议以及建立团队文化等方式，可以增进团队成员之间的了解和信任，从而形成良好的团队氛围。例如，可以组织团队拓展训练、团队建设游戏等活动，培养团队成员的团队意识和合作精神，增强团队的凝聚力。

通过建立团队内部的沟通渠道和信息共享机制，可以促进团队成员之间的信息交流和经验分享，提高团队整体的工作效率和协作能力。例如，可以建立团队内部的在线平台或社交群，方便团队成员随时交流想法和解决问题。另外，团队建设也可以通过激励机制来提高团队成员的工作积极性和创造性。通过设立团队奖励机制，表彰团队成员的优秀表现，激励其更加努力地工作，提高团队整体的绩效水平。例如，可以设立团队奖金、团队荣誉等奖励措施，鼓励团队成员共同努力，共享成果。有效的培训机制是提升教师专业水平和教学能力的关键。通过不断地组织培训活动、开展专业知识更新和教学技能提升，可以帮助教师不断提升自己的教学水平和专业能力，从而提高整个团队的教学质量。例如，可以组织专业知识讲座、教学方法研讨会等培训活动，帮助教师及时了解最新的教育理论和教学方法，提高其教学水平和专业素养。通过科学的人体解剖学教学团队建设和管理，可以提高教学质量，培养学生的实践能力，为人体解剖学教学工作的顺利开展提供有力支持。

第四节　人体解剖学教师团队的协作与分享

人体解剖学教师团队的协作与分享是提升教学效果和教学质量的重要举措。首先，团队协作能够促进教师间的信息共享和资源整合，提高教学的灵活性和多样性。其次，团队分享可以促进教师之间的交流与学习，共同探讨教学方法和经验，进一步提升教学水平和教学质量。

一、人体解剖学教师团队的协作

（一）教学资源共享

团队协作在人体解剖学教学中扮演着至关重要的角色，特别是在教学资源共享方面。教学资源的共享不仅可以避免资源的重复建设，提高教学效率，还能够促进教学内容的更新和优化，提高教学质量。教师们可以将自己设计的教案上传到共享平台，供团队其他成员参考和使用。这样一来，不仅可以节省每位教师重新设计教案的时间，还可以让教案在团队内部得到更多的反馈和改进意见，提高教案的质量和适用性。人体解剖学教学需要大量的图示来帮助学生理解复杂的解剖结构和关系。教师们可以将自己制作的教学 PPT 分享给团队其他成员，让大家共同探讨和完善，确保 PPT 内容的准确性和有效性。团队协作还可以促进实验设计的共享。人体解剖学实验是教学中不可或缺的一部分，但是设计一个合适的实验并不容易。教师们可以将自己设计的实验方案分享给团队其他成员，让大家共同讨论和改进，确保实验的科学性和实用性。

（二）教学任务分工

在人体解剖学教学中，团队协作是提高教学效果和教学质量的重要手段之一，而合理的教学任务分工则是团队协作的关键之一。通过合理的教学任务分工，可以充分发挥每位教师的特长和兴趣，提高教学效率和质量。合理的教学任务分工可以让每位教师都专注于自己擅长的领域。在人体解剖学教学中，教学内容涉及解剖学理论知识、实验操作技能等多个方面，每位教师都有自己的专长和兴趣所在。通过合理的分工，可以让每位教师都专注于自己擅长的领域，发挥出最大的优势，提高教学效果。

人体解剖学教学需要教师们设计教案、准备教材、组织实验等，工作量很大。通过合理的分工，可以将工作任务合理分配给每位教师，避免出现某位教师工作负担过重的情况，保证每位教师都能有足够的时间和精力来完成自己的工作。另外，合理的教学任务分工还可以促进团队间的合作与交流。在分工过程中，教师们需要不断交流和协作，讨论教学内容和方法，共同完善教学计划。这种合作与交流不仅可以提高教学质量，还可以增强教师之间的凝聚力和团队精神。

（三）教学活动协调

通过团队协作，教师们可以共同协调教学活动，合理安排教学进度和教学内容，确保教学计划的顺利实施，从而提高教学效果和教学质量。人体解剖学教学需要按照一定的进度和顺序进行，以确保学生能够逐步掌握解剖学的基本知识和技能。通过团队协作，教师们可以共同商讨和确定教学进度，根据学生的实际情况和学习进度，合理安排教学计划，确保教学进度的顺利进行。

人体解剖学的教学内容非常丰富，涉及大量的解剖结构和关系，需要教师们精心设计教学内容，使之既能满足教学要求，又能引起学生的兴趣。通过团队协作，教师们可以共同研究和讨论教学内容，选择合适的教学方法和教学资源，确保教学内容的科学性和实用性。团队协作还可以协调教学活动的安排。人体解剖学教学需要进行实验操作、临床实习等活动，需要提前安排好教学设备和场地，确保教学活动的顺利进行。通过团队协作，教师们可以共同商讨和安排教学活动，合理安排教学时间和场地，确保教学活动的顺利实施。

（四）教学评估与反馈

团队协作在人体解剖学教学中的另一个重要作用是促进教师间的教学评估与反馈。通过团队协作，教师们可以共同分析教学效果，及时调整教学策略，提高教学质量。人体解剖学教学需要教师们不断评估学生的学习情况和教学效果，以便及时调整教学策略和方法。通过团队协作，教师们可以共同分析学生的学习情况和教学效果，发现问题和不足之处，及时采取措施，提高教学质量。

教师们在教学过程中会积累一定的教学经验和教学方法，通过团队协作，教师们可以相互交流和分享自己的教学经验和教学方法，共同探讨在教学中遇到的问题和挑战，互相启发和促进，提高教学水平。另外，团队协作还可以促进教师间的互助与支持。在教学评估和反馈过程中，教师们可以互相帮助和支持，共同解决在教学中遇到的问题，提高教学效果。通过团队协作，教师们可以形成合力，共同提高教学质量。

二、人体解剖学教师团队的分享

（一）教学经验分享

团队分享在人体解剖学教学中扮演着至关重要的角色，特别是在教学经验分享方面。教学经验的分享不仅可以让教师们吸取他人的成功经验，避免教学中的常见问题，还可以提高教学效果，为学生提供更优质的教学服务。团队分享可以促使教师们分享自己的教学经验和心得体会。每位教师在教学过程中都会积累一定的经验和体会，通过团队分享，教师们可以将自己的教学经验和心得分享给团队其他成员，让大家共同受益。这样一来，不仅可以让教师们更好地总结和反思自己的教学工作，还可以为他人提供宝贵的参考和借鉴。

团队分享可以促使教师们吸取他人的成功教学经验。在教学过程中，每位教师都会遇到各种各样的问题和挑战，通过团队分享，教师们可以了解到他人的成功教学经验，从中吸取经验教训，避免走弯路，提高教学效果。团队分享还可以帮助教师们避免教学中的常见问题。在教学过程中，有些问题是比较普遍的，通过团队分享，教师们可以了解到他人在教学中遇到的常见问题及其解决方法，从而避免犯同样的错误，提高教学质量。

（二）教学资源共享

团队分享在人体解剖学教学中的另一个重要作用是促进教师间教学资源的共享。教学资源的共享不仅可以为教学提供更多的可能性和选择，还可以促进教师之间的交流与学习，提高教学质量。在人体解剖学教学中，教学案例是非常重要的教学资源，可以帮助学生理解解剖学的理论知识，掌握解剖学的实践技能。通过团队分享，教师们可以分享自己设计的教学案例，让团队其他成员参考和使用，从而丰富教学内容，提高教学效果。

人体解剖学教学需要采用多种教学方法，如讲授、讨论、实验等，通过团队分享，教师们可以分享自己在教学中使用的有效方法，让其他成员借鉴和使用，从而提高教学效果，激发学生的学习兴趣。教学技巧是教师在教学过程中运用的一种能力，可以帮助教师更好地达到教学目标。通过团队分享，教师们可以分享自己在教学中使用的有效技巧，让其他成员了解和学习，从而提高教学效果，提升教学水平。

（三）教学研究与探讨

团队分享在人体解剖学教学中还可以促使教师们进行教学研究和探讨。教学研究和探讨可以帮助教师们更好地理解教学内容，发现教学中的难点和疑惑，提出解决方案，推动教学质量的不断提升。人体解剖学是一门比较复杂的学科，教学内容涉及很多的解剖结构和关系，学生往往很难理解和掌握。通过团队分享，教师们可以共同研究教学中的难点，探讨教学方法和策略，找到解决难点的有效途径，提高教学效果。

在教学过程中，教师们可能会遇到一些教学疑惑，如学生的学习状态不佳、教学效果不理想等。通过团队分享，教师们可以共同探讨这些教学疑惑，找出问题的原因，提出解决方案，推动教学质量的不断提升。团队分享还可以促使教师们进行教学成果的分享。在教学过程中，教师们可能会取得一些教学成果，如学生的学习成绩显著提高、教学方法得到认可等。通过团队分享，教师们可以分享自己的教学成果，激励团队其他成员继续努力，共同推动教学质量的提高。

（四）专业发展与成长

团队分享在人体解剖学教学中扮演着至关重要的角色，尤其是在教师们的专业发展和成长方面。通过团队分享，教师们可以共同进步，不断提高自身的教学水平和教学质量。人体解剖学是一门涉及解剖学、生理学、医学影像学等多个学科知识的综合性学科，教师们需要不断学习和积累知识，保持专业素养。通过团队分享，教师们可以分享自己在专业知识方面的学习和体会，相互启发和促进，共同进步。

人体解剖学教学需要采用多种教学方法，如讲授、实验、临床实习等，教师们需要不断探索和尝试新的教学方法，提高教学效果。通过团队分享，教师们可以分享自己在教学方法和策略方面的经验和心得，相互借鉴和学习，共同提高教学水平。团队分享还可以促使教师们在教学能力和素质方面共同进步。人体解剖学教学需要教师具备良好的教学能力和素质，如语言表达能力、沟通能力、组织能力等。通过团队分享，教师们可以相互交流和学习，提高自身的教学能力和素质，共同提高教学质量。

参考文献

[1] 吴振宇, 鲁亚成, 张婷, 等. 线上线下教学模式在人体解剖学教学中的应用 [J]. 解剖学杂志, 2022, 45 (3): 283-286.

[2] 杨景武. 直观教学法在人体解剖学教学中的重要性 [J]. 解剖学杂志, 2005, 28 (1): 119.

[3] 尹史帝, 吴少林, 汤薇. 抗疫背景下人体解剖学在线教学的探索与实践 [J]. 解剖学杂志, 2021, 44 (5): 448-450.

[4] 邢雪松, 吕威力, 赵海. 案例教学法在人体解剖学教学中的应用 [J]. 解剖学研究, 2010, 32 (6): 452-454.

[5] 张彩华, 关莉莉, 李璁, 等. 基础医学整合课程联合两种教学方法对医学生批判性思维能力影响的研究 [J]. 中华医学教育杂志, 2020, 40 (3): 183-186.

[6] 陈丹丹, 李丽, 房俊楠, 等. 高职高专人体解剖学线上线下混合式教学改革的实践 [J]. 解剖学杂志, 2020, 43 (6): 537-539.

[7] 王配军, 唐杰, 贺细菊, 等. "三步曲" 教学法在人体解剖学教学中的应用 [J]. 解剖学研究, 2020, 42 (2): 181-182.

[8] 刘圆, 任力杰, 王洋, 等. 虚拟现实技术在神经系统解剖学教学中的应用研究 [J]. 中国卒中杂志, 2022, 17 (9): 1027-1030.

[9] 徐慧娜, 桂意华. ICU 护士血液净化技术培训应用 PBL 教学法结合能力进阶模式的效果观察 [J]. 护理学报, 2020, 27 (12): 1-5.

[10] 宾东华, 曹晖, 王孙亚, 等. 基于 "以学生为中心" 的 PBL 教学法结合形成性评价在中医外科临床教学中的应用 [J]. 西部中医药, 2020, 33 (9): 60-62.

[11] 张彦红, 何美娜, 殷妮娜, 等. PBL 教学模式结合医学微信公众号在人体解剖学教学中的应用 [J]. 解剖学研究, 2022, 44 (5): 504-507.

[12] 胡治宇. 对高校课堂 "传递——接受" 传统教学模式的反思与改革 [J]. 太原

城市职业技术学院学报，2014，15（1）：85-86.

[13] 孙权，李宇，郑岩，等．人体解剖学微课的建设与应用研究［J］．继续医学教育，2015，29（3）：20-21.

[14] 张雯，段志贵，崔颖．教学过程最优化视角下的数学课堂教学解构［J］．教育观察，2021，10（39）：106-110.

[15] 席静．同步在线教学教师情感支持对学生情感投入的影响研究［J］．高教学刊，2021（34）：136-140.

[16] 张巧，汪克建，周廷永，等．在局部解剖学课程形成性评价体系中学生的主体作用［J］．局解手术学杂志，2014，22（2）：113-114.

[17] 武建军，焦旭文，李军平，等．《人体解剖学》精品在线开放课程的建设与实施［J］．解剖学研究，2021，43（6）：655-657.

[18] 王伟华．浅谈利用慕课资源提升学生自主学习能力［J］．现代职业教育，2019（2）：14-15.

[19] 欧阳丽斯，罗涛，初国良．"慕课"背景下人体解剖学教学改革的探讨［J］．解剖学研究，2015，37（1）：78-80.

[20] 赵久红，李志宏，李堃，等．基于互联网+的正常人体学混合式教学设计［J］．解剖学研究，2022，44（3）：302-305.